星火计划专家精粹病例集
——内科常见病病例分析

孙宁玲　陈源源　肖建中　谷　丽　主编

科学技术文献出版社
·北京·

图书在版编目（CIP）数据

星火计划专家精粹病例集：内科常见病病例分析 / 孙宁玲等主编. —北京：科学技术文献出版社，2018.12

ISBN 978-7-5189-5024-9

Ⅰ.①星… Ⅱ.①孙… Ⅲ.①内科—常见病—病案—分析 Ⅳ.①R5

中国版本图书馆 CIP 数据核字（2018）第 279858 号

星火计划专家精粹病例集——内科常见病病例分析

策划编辑：袁婴婴　责任编辑：蔡　霞　袁婴婴　责任校对：文　浩　责任出版：张志平

出 版 者	科学技术文献出版社
地　　　址	北京市复兴路15号　邮编　100038
编 务 部	（010）58882938，58882087（传真）
发 行 部	（010）58882868，58882870（传真）
邮 购 部	（010）58882873
官方网址	www.stdp.com.cn
发 行 者	科学技术文献出版社发行　全国各地新华书店经销
印 刷 者	北京地大彩印有限公司
版　　　次	2018年12月第1版　2018年12月第1次印刷
开　　　本	889×1194　1/16
字　　　数	229千
印　　　张	9
书　　　号	ISBN 978-7-5189-5024-9
定　　　价	98.00元

版权所有　违法必究

购买本社图书，凡字迹不清、缺页、倒页、脱页者，本社发行部负责调换

编 委 会

主　　编： 孙宁玲　陈源源　肖建中　谷　丽

编　　委： （按姓氏拼音排序）

常念欢　陈源源　程　霖　程往太　崔朝勃　邓俊萍

范甲卯　谷　丽　郝凤杰　李　平　李爱军　李春玲

李建国　刘训超　路文盛　孟晓萍　欧阳修河　潘莉华

石振峰　孙继红　孙宁玲　邰迎东　王兰生　肖　辉

肖建中　徐会圃　薛艳霞　于艳梅　岳　淼　张　庆

张步强　张国英　张家军　赵书平

学术秘书： 中国医学论坛报社

主编介绍

高血压相关病例篇

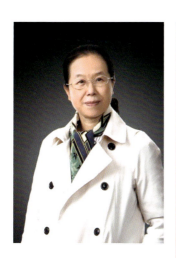

孙宁玲，女，主任医师，博士生导师，北京大学人民医院心脏中心副主任，高血压病房主任，长期从事心血管高血压、动脉硬化方面的基础及临床诊治工作，同时从事相关的临床药理工作。

目前担任中国医疗保健国际交流促进会血管疾病高血压分会主任委员，中国医师协会高血压专业委员会名誉主任委员，中国医药教育协会高血压专业委员会主任委员，北京医师协会高血压专业专家委员会主任委员，中华医学会老年医学分会心血管学组副主任委员，中国女医师协会心血管分会副主任委员，中华医学会心血管病学会高血压学组委员，中国医师协会营养医师专业委员会常务委员，北京高血压防治协会副会长，北京心血管学会委员，中欧心血管学院／中欧血压学院院长等。

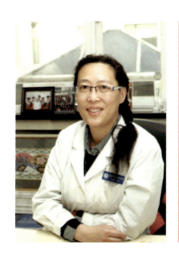

陈源源，女，教授，硕士研究生导师，北京大学人民医院心脏中心心血管内科主任医师。担任中国医师协会高血压专业委员会副主任委员，中国医疗保健国际交流促进会血管疾病高血压分会副主任委员，中国医药教育协会高血压专业委员会副秘书长，中国高血压联盟常务理事，北京医师协会高血压专业委员会常委／总干事，国家医师资格考试命审题专业委员会委员，卫生部合理用药专家委员会心血管药物专业组委员，国际高血压联盟会员，欧洲心脏病学会会员（ESC Fellow）。

糖尿病相关病例篇

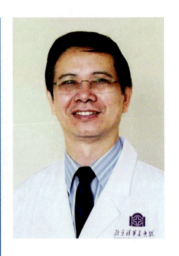

肖建中，男，博士生导师，北京清华长庚医院内分泌科主任，中华医学会糖尿病学分会第5~7届委员，中华糖尿病杂志编委。擅长内分泌和代谢疾病的诊治，对妊娠合并甲状腺疾病及糖尿病、内分泌疑难疾病的诊治有丰富经验，特别是在糖尿病、甲状腺疾病及高脂血症的诊治方面有较深的造诣。曾获国家自然科学基金、卫生部科学基金、北京市重大项目研究基金，以及丹麦医学研究基金等多项资助，培养博士1人，硕士7人。曾参加大庆糖尿病预防研究，以及全国糖尿病和代谢综合征调查等工作，参与多部医学著作的编写，发表学术论文130余篇，其中被美国科学文献索引（Science Citation Index，SCI）收录30余篇，包括发表在顶尖国际学术期刊 The New England Journal of Medicine，Diabetes Care，Endocrinology，Metabolism 等杂志，被引用1000余次。

呼吸感染相关病例篇

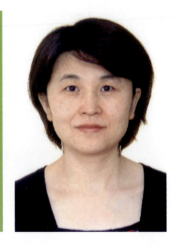

谷丽，女，主任医师。2005年毕业于北京协和医院，获呼吸内科医学博士学位，2012—2013年在美国西北大学医学院做访问学者1年。2007年就职于首都医科大学附属北京朝阳医院感染和临床微生物科，主要致力于各种病原学导致的感染性疾病的诊治。

前　言

随着分级诊疗体系逐步建立，以县级医院为主体的医疗分级体系成为建设"健康中国"重要的战略之一。基于以上背景，在国家卫生和计划生育委员会基层司、体改司、科教司，以及国际交流与合作中心的指导下，《中国医学论坛报》于2017年启动了提升基层规范化诊疗水平的大型培训项目（代称"星火计划"），并邀请地级市的各学科带头人成立"区域专家智库"，希望切实提升基层医生的规范化诊疗水平。

作为该项目的重要子项目之一，"专家精粹病例智库基层行"项目以"星火计划""常见病例"为核心载体，在基层医生中通过病例征集、专家解析及线上答题等"线上+线下"的形式，围绕"基层经典病例"，对基层医生进行病例诊治规范化培训。在项目中，首先由高血压、糖尿病及呼吸感染领域的专家智库提供临床经典病例并予以解析，以提高基层医生对常见病例的诊治知识和技能。项目选取的病例都是基层医生临床实践中非常具有代表性的病例，对这些病例的诊治过程，智库专家通过层层解析，步步演进的形式，对病例的诊断、治疗进行了细致分析，做到了治疗有理有据，帮助基层医生对于高血压、糖尿病、呼吸疾病的临床管理有了很深入的理解。

为了让更多的基层医生能够学习到这些经典病例，现特将"2017年星火计划专家精粹病例智库基层行"项目中选取的部分经典病例，整理编排成《星火计划专家精粹病例集——内科常见病病例分析》一书。本书中收录了高血压、糖尿病及呼吸感染三个领域的经典病例。病例介绍包括主诉、病史、检查、诊断、治疗、预后和随访，以及小结与知识拓展等，同时每个病例最后还附有专家对这一病例诊治情况的点评，从规范化、标准化治疗的角度对病例诊治进行了指导。最后，衷心感谢《中国医学论坛报》编辑、拜耳医药保健有限公司对本书出版提供的支持与帮助。

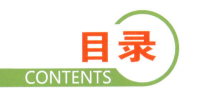

高血压相关病例篇

病例 1	经典病例——波动性高血压	1
病例 2	高血压合并肾功能不全	6
病例 3	高血压合并阻塞型睡眠呼吸暂停低通气综合征	12
病例 4	嗜铬细胞瘤致高血压合并应激性心肌病	16
病例 5	高血压伴继发性肾动脉狭窄	20
病例 6	青年高血压	24
病例 7	继发性高血压的思考	28
病例 8	嗜铬细胞瘤致高血压	32
病例 9	原发性醛固酮增多症病例一	36
病例 10	原发性醛固酮增多症病例二	39
病例 11	主动脉夹层	42
病例 12	病例诊治探讨——恶性高血压	50

糖尿病相关病例篇

病例 1	经典病例——高血糖 10 年血糖控制不佳	58
病例 2	2 型糖尿病合并大血管并发症	62
病例 3	2 型糖尿病合并甲状腺疾病	65

病例 4	2型糖尿病乳酸酸中毒	70
病例 5	2型糖尿病合并高血压	74
病例 6	2型糖尿病合并心血管危险因素患者的管理	77
病例 7	1型糖尿病血糖控制不佳	80
病例 8	口服药控制不佳的2型糖尿病患者甘精胰岛素的使用	84
病例 9	新发糖尿病患者的胰岛素强化降糖治疗	87
病例 10	反复低血糖	91
病例 11	糖尿病严重低血糖的典型病例（Houssay综合征）	96

呼吸感染相关病例篇

病例 1	社区获得性肺炎	99
病例 2	河北省首例人感染H7N9禽流感重症患者的救治	104
病例 3	肺炎克雷伯杆菌双侧肺炎	110
病例 4	社区感染高毒力肺炎克雷伯菌	114
病例 5	布氏杆菌病	116
病例 6	社区获得性肺炎	118
病例 7	老年社区获得性肺炎	122
病例 8	老年肺炎合并基础疾病	126
病例 9	老年反复咳嗽、咳痰、气短	129
病例 10	重症肺炎	131

高血压相关病例篇

病例 1 经典病例——波动性高血压

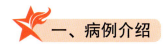

一、病例介绍

某患者，女，61岁，主诉发现血压升高30年，头晕、头痛伴血压波动7天。

- **现病史：** 患者30年前因无明显诱因出现头晕，多次测量血压升高，最高达160/100 mmHg，不伴有头痛，无视物旋转、视物模糊，无胸闷、胸痛，无发作性心悸、大汗及面色潮红，无夜尿增多及尿液、尿色改变，自行间断服用降压0号（复方利血平氨苯蝶啶片），未认真诊治过。

  8年前患者因头晕伴心悸，测血压180/110 mmHg，在当地医院住院诊治，出院诊断"高血压病，心律失常，房性早搏"。出院后规律服用依那普利及吲达帕胺降压治疗，监测血压为130～140/80～90 mmHg，后因出现干咳而停药。此后仍不规律服用降压0号、尼群地平、琥珀酸美托洛尔及吲达帕胺等药物，不规律出现头晕、心悸、下肢水肿及夜尿多。

  7天前患者因不洁饮食后腹部不适，腹泻1天，3～4次，水样便，随后出现头晕、头痛、心悸，无喘憋、胸痛，四肢活动好，在当地医院门诊诊断为胃肠炎，当时测量血压为220/110 mmHg，在急诊室经静脉药物降压及多种口服药物治疗，仍有头晕、头痛明显，血压波动大，血压最低降至90/50 mmHg，但随后升高达200/106 mmHg。患者自发病以来，精神差，饮食、睡眠尚可，夜尿1～2次，大便每日1～2次，稀便，体重无显著变化。患者为求进一步诊治来我院门诊并收住院。

- **既往史：** 2型糖尿病30年，近2年开始规范胰岛素治疗，目前精蛋白生物合成人胰岛素注射液（预混50R）早30 U、晚20 U皮下注射，监测空腹血糖约10 mmol/L，餐后2小时血糖约12 mmol/L。高脂血症10年。无烟酒嗜好。

- **家族史：** 父亲患有糖尿病，70岁因急性心肌梗死去世，母亲患有高血压病，62岁因心力衰竭去世。

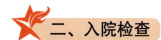

二、入院检查

1. 体格检查

体温（T）36.4℃，呼吸（R）16次/分，脉搏（P）98次/分，体质指数（BMI）25.7 kg/m²。四肢血压（BP）：左上肢 180/100 mmHg，右上肢 186/96 mmHg，左下肢 200/102 mmHg，右下肢 210/100 mmHg。神清，精神差。双肺呼吸音清，未闻及干湿性音。叩诊心界左大，心率（HR）98次/分，心律齐，各瓣膜听诊区未闻及病理性杂音。腹软，无压痛、反跳痛及肌紧张，肝脾肋下未触及，肠鸣音正常，腹部未闻及血管杂音，背部及肋部似闻及血管杂音。双下肢轻度凹陷性水肿。双侧足背动脉可触及波动。

2. 辅助检查

心电图示窦性心律，电轴左偏，Ⅱ、Ⅲ、AVF 导联 ST 段压低 0.05 mV，T 波低平倒置，心率 86 次/分。

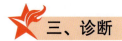

三、诊断

1. 初步诊断

（1）高血压病（3级，极高危）：①高血压心脏损害：心界左大，窦性心律，心功能Ⅰ级。②高血压肾损害：慢性肾脏病（chronic kidney disease，CKD）3 期。

（2）糖尿病。

（3）高胆固醇血症。

（4）低钾血症。

（5）贫血。

【提示】本例患者首先是存在多重危险因素，即高血压、糖尿病、高胆固醇血症；其次，患者病程很长，但长期以来血压控制不佳，尤其是近期血压波动非常大；再次，患者已经开始出现靶器官损害，查体心界增大，心电图显示有电轴左偏，还存在蛋白尿；最后，在检查中还发现患者处于低钾血症的状态，且患者存在贫血。

2. 诊断分析

【分析1】本次患者就诊最大的困惑是其血压波动很大，其原因如何？根据患者的病史及一些检查结果，应考虑原发性高血压药物治疗是否合理，是否是高血压并发其他疾病的影响，如患者有腹泻的病史；患者高血压已合并多种靶器官损害，也可能反过来影响血压；患者有低钾血症，须鉴别是否为醛固酮增多症；最后，还应鉴别患者是否为难治性高血压。

患者为老年人，血压近期波动，作为医生，应该首先检查患者的体位性血压变化，需要考虑患者是否存在体位性低血压。因此，患者住院后我们进行了卧位、立位血压测量（表1–1）。

表1–1 卧位、立位血压检测结果

血压检测方式	血压值（mmHg）	心率（bpm）
卧位	174/84	74
立位即刻	133/58	78
立位1分钟	160/79	82
立位2分钟	157/80	88
立位3分钟	151/80	97

体位性低血压的定义是由卧位到立位3分钟内，收缩压降低20 mmHg或舒张压降低10 mmHg，有的患者也可能同时合并一些脑或重要脏器灌注不足症状，如眼黑、头晕等。本例患者卧位收缩压为174 mmHg，舒张压为84 mmHg，约3分钟后立位血压降至151/80 mmHg（表1-1），收缩压已降低超过20 mmHg。因此判断患者存在体位性低血压，这有可能是患者血压变化大的原因之一。

【分析2】患者低钾血症与近期的病情变化或患者30年的疾病背景是否有关？首先需要考虑患者的饮食是否存在问题；其次是有无使用利尿剂，是否为醛固酮增多症，以及是否由于近期腹泻的影响。上述可能的原因中哪个更为重要，需要进一步鉴别和检查。检查结果如下：

（1）大便常规：阴性（已无腹痛、腹泻症状）。

（2）复查血钾 3.1 mmol/L，24小时尿钾 40 mmol/24 h。

（3）补钾后复查血钾 3.4 mmol/L，24小时尿钾 35 mmol/24 h。

（4）肾素、醛固酮检查：①肾素（立位）：5.8 ng/（ml·h）↑（同位素法检测）。②醛固酮（立位）：230 pg/ml↑（同位素法检测）。③醛固酮/肾素：3.97（大于25有临床意义）。

通过上诉检查结果，判断为继发性醛固酮增多症。

【分析3】患者病情是最近7天才发生变化，起始诱因是不洁饮食后发生腹泻，因此需要排除消化道系统疾病。检查结果大便常规阴性，患者住院时已无腹痛、腹泻症状，可以排除化道系统疾病。

患者入院首日检查发现低钾血症，因此需要复查血钾。结果发现血钾仍然低。一般而言，血钾低于3.5 mmol/L时，尿钾不应大于25 mmol/24h。但本例患者的24小时尿钾为40 mmol/24h，提示患者体内存在主动排钾的状态。进一步补钾，血钾3.4 mmol/L，24小时尿钾35 mmol/24h，患者仍存在主动排钾。其原因如何？我们进行了激素水平的检测。同位素放射免疫法检测表明肾素和醛固酮水平均升高。

【分析4】患者存在继发性醛固酮增多症，且为老年患者，有糖尿病、高血压，因而易发生动脉粥样硬化，而肾动脉发生粥样硬化可能影响肾动脉管腔及肾动脉灌注，所以患者很可能有肾动脉狭窄（表1-2）。此外，在使用降压药时，如果降压药能够激活肾素-血管紧张素系统（renin-angiotensin-system, RAS）也会升高肾素水平，从而继发醛固酮水平升高，如近期使用大剂量利尿剂或短效大剂量的扩张血管降压药物如钙拮抗剂等。最后，肾素内分泌瘤尽管很少见，但也会使肾素水平升高，继而引发醛固酮水平升高。因此，上述原因都应该是进一步检查之前需要考虑的。

表1-2 肾脏检查结果

检查项目	检查结果
肾动脉B超	双侧肾动脉阻力指数增高，左肾起始处血流速增快，肾门处血流速度减低（不除外左肾动脉起始处狭窄）
肾动脉CT	左肾动脉起始段重度狭窄（狭窄75%），左肾小，左肾结石，右肾多发小囊肿
肾动态显像	左肾血流灌注减低，功能重度受损；右肾血流灌注基本正常，上尿路引流欠通畅（肾小球滤过率：左肾15.6ml/min，右肾40.2 ml/min，总肾55.8 ml/min）
双肾B超	双肾弥漫性病变，左肾略小

注：上诉检查结果表明该患者存在肾动脉狭窄

【分析5】患者出现血压明显波动的原因在于，既往血压管理本就不佳，又存在左肾动脉重度狭窄。近期腹泻后由于一过性容量下降，造成狭窄的肾动脉灌注严重不足，加重了肾动脉缺血，进一步激活肾动脉狭窄侧的RAS系统，RAS系统的激活使血压迅速大幅升高。急诊患者血压很高时，我们往往希望用药物降血压，这又会进一步加重肾动脉狭窄，继而激活 RAS 系统导致血压升高。而患者本身还存在体位性低血压，体位的变化也会加重肾动脉缺血，这一系列机制造成了患者血压大幅度的波动。高血压靶器官损害评估结果如表 1-3 所示。

表 1-3　高血压靶器官损害评估结果

检查项目	检查结果
超声心动图	左房扩大（4.0cm），室间隔增厚（舒张末期厚度 1.2cm），二尖瓣少量返流，左室舒张功能减退（左室舒张末内径 4.9 cm），左室射血分数（LVEF）64.3%
24 小时动态心电图	窦性心律，平均心率 74 次 / 分，偶发室上性早搏，室性早搏，ST-T 改变
24 小时动态血压	血压分布呈非杓型，日间血压最高 170/114 mmHg，夜间血压最高 159/99 mmHg，全天平均血压 145/98 mmHg，有血压晨峰现象
胸片	双肺纹理增重
头颅 CT	双侧基底节区、半卵圆中心少许腔隙灶
颈动脉 B 超	右侧颈内动脉起始处混合回声斑，左侧颈动脉膨大处混合回声斑，颈内动脉起始处强回声斑，头臂动脉分叉处混合回声斑
糖化血红蛋白	8.50%
尿微量白蛋白定量 / 肌酐	847.43 mg/g
24 小时尿蛋白	1.76 g/24 h
冠状动脉评估	患者拒绝进一步检查

综上分析，患者存在偶发心律失常，ST 段改变；全天血压均很高，并有血压晨峰现象，血压波动大；头颅 CT 显示有腔隙性脑梗；双侧颈动脉有动脉粥样硬化性改变；蛋白尿；心、脑、肾等靶器官已有损伤。

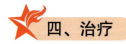

四、治疗

本病例患者治疗方案如下：
（1）控制血压：硝苯地平控释片 30 mg qd，螺内酯 20 mg qd，厄贝沙坦 150 mg qd。
（2）控制动脉粥样硬化病变：阿托伐他汀 20 mg 睡前。
（3）预防血栓：阿司匹林 100 mg，空腹服用，每日一次。需要注意的是，阿司匹林在血压较稳定并控制收缩压在 160 mmHg 左右时服用。

五、病例小结和知识拓展

患者为重度高血压，极高危组，降压治疗方案应选择联合治疗。对于老年高血压患者，收缩压极高，钙拮抗剂是首选，尤其是患者还有肾损害，应用其他药物需要小心并密切监测，而钙拮抗剂则相对安全，我们选择了硝苯地平控释片 30 mg，每日一次。对于联合用药的选择，患者合并糖尿病及肾损害，RAS 阻断剂是合适的选择，如果不考虑肾动脉的问题，RAS 阻断剂应当是更重要的选择，但本例患者有肾动脉狭窄，同时由于腹泻导致容量变化，RAS 系统进一步被激活，血压不断增高，患者的肾脏灌注压非常敏感。因此，考虑使用RAS阻断剂，但使用要谨慎并注意监测，如果患者血压波动很大，或者肌酐、血钾变化很大，需要调整药物剂量。此外，考虑患者有低钾血症、继发性醛固酮增多，醛固酮受体拮抗剂是针对性的治疗，因此，给予螺内酯20 mg，产生了很好的降压效果。但在随访中要注意，螺内酯是保钾的，在使用螺内酯过程中，一旦患者病情进一步发展，肾功能损伤加重，可能会出现高钾血症，使用螺内酯可能存在一定风险，在今后的随访中要密切监测血钾，一旦出现问题，应及时调整治疗方案。

患者已经有多血管狭窄性病变，腹泻导致的一过性容量减少就能够引发大幅度血压波动，因此患者的降压过程一定要平稳，尽量减少血压波动。硝苯地平控释片在体内零级释放，血药浓度平稳，降压幅度均衡，其谷峰比相对较高，24小时的降压效果都很满意，还能够控制次日晨起血压升高。此外，钙拮抗剂还有降压以外延缓动脉粥样硬化进展的作用，国内外指南中对合并动脉粥样硬化性心血管疾病的高血压患者一般会首推钙拮抗剂，钙拮抗剂联合RAS阻断剂也是降压同时对心血管、肾脏等都有非常好的保护作用。

目前给该患者使用3种降压药，降压效果良好，初期将患者收缩压稳定在160 mmHg左右。由于既往血压的大幅波动，并不宜将血压降得过低。患者的血管问题可能是动脉粥样硬化导致，这与既往高血压、糖尿病、高血糖、高脂血症等控制不佳有关。因此，给予他汀控制动脉粥样硬化，给予阿司匹林抗栓。中国专家共识《阿司匹林在动脉粥样硬化性心血管疾病中的临床应用（2016）》建议下列6类人群服用阿司匹林（75～100 mg/d）进行动脉粥样硬化性心血管疾病（atherosclerotic cardiovascular disease，ASCVD）的一级预防。

（1）高脂血症患者[总胆固醇（TC）≥ 7.2 mmol/L或低密度脂蛋白胆固醇（LDL-C）≥ 4.9 mmol/L，年龄≥ 55岁]（Ⅱa，B）。

（2）10年ASCVD发病风险≥ 10%。

（3）糖尿病患者，年龄≥ 50岁，伴有以下至少1项主要危险因素：①早发心脑血管疾病家族史；②高血压；③吸烟；④血脂异常或蛋白尿（Ⅱa，C）。

（4）高血压患者，血压控制良好，伴有以下3项危险因素中的至少2项：①年龄（男性≥ 45岁或女性≥ 55岁）；②吸烟；③低高密度脂蛋白胆固醇（HDL-C）（Ⅱa，B）。

（5）慢性肾脏疾病患者，估计肾小球滤过率（eGFR）为30～45 ml/（min·1.73m^2）（Ⅱb，C）。

（6）不符合以上条件，同时具备以下5项危险因素中的至少4项：①年龄（男性≥ 45岁或女性≥ 55岁）；②吸烟；③早发心脑血管疾病家族史；④肥胖[体质指数（BMI）≥ 28 kg/m^2]；⑤血脂异常（Ⅱa，C）。

患者随访中除了关注血压、血糖、血脂控制以外，更应该动态评估患者肾动脉、肾功能、电解质情况，以及动态监测高血压心脏损害情况，同时注意观察冠状动脉病变情况（在此次住院中没有评估）。

由于患者有体位性低血压，血压波动大，使用钙拮抗剂或利尿剂有时可能会加重体位性低血压风险。本例患者的降压药物以钙拮抗剂为主导，在日常生活中，如体位变化时、晚间起床等，应嘱患者动作尽量减慢。

（北京大学人民医院　陈源源）

病例2 高血压合并肾功能不全

一、病例介绍

曾某,男,40岁,发现血压升高2年,肾功能异常2天。

- **现病史:** 患者于入院2年前体检时发现血压高,血压160/120 mmHg,不伴头晕、头痛、心悸、出汗、视物模糊、胸痛、胸闷、夜尿增多等不适,就诊于村卫生室,给予口服马来酸依那普利叶酸片5 mg(1次/日),以及琥珀酸美托洛尔25 mg(1次/日)治疗,未予重视。半年前体检发现血压150/120 mmHg,村卫生室调整降压药为硝苯地平缓释片10 mg,1片/日。2个月前于中国人民解放军第541医院体检,血压仍偏高(150/120mmHg),调整用药为口服珍菊降压片,1片/次,2次/日。3天前于村卫生室测血压187/100 mmHg,为求彻底诊治,2天前就诊于我院心内科门诊,以"高血压病"收住院。病程中患者食欲、精神尚可,睡眠差,大便正常,夜尿频(2~3次/晚),体重无明显变化。
- **既往史:** 否认冠心病、糖尿病病史;否认肝炎、结核等传染病病史;否认手术、外伤及输血史;否认食物及药物过敏史;预防接种史不详。
- **个人史:** 生长于原籍,开货车10余年,平素常熬夜,睡眠欠佳,否认疫区接触史及居住史。无吸烟、饮酒嗜好。否认粉尘及放射线毒物接触史。无特殊不良嗜好。否认冶游史。
- **婚育史:** 适龄结婚,育有1男1女,配偶及子女均体健。
- **家族史:** 父母健在,无高血压病史,兄弟3人,其一兄长(大5岁)患高血压,控制可,无其他特殊遗传史及家族史。

二、入院检查

1. 体格检查

体温36.3℃,脉搏63次/分,呼吸20次/分,血压190/124 mmHg,神清语利,平静面容,查体合作。颈软,无抵抗,甲状腺未触及肿大;心率63次/分,律齐,心脏各瓣膜听诊区未闻及器质性杂音,双肺呼吸音清,未闻及干湿音;腹软,无抵抗,无压痛、反跳痛、肌紧张;未闻及周围血管杂音。四肢肌力、肌张力正常,病理反射阴性。双下肢不肿。

2. 实验室检查

2017年6月30日本院检查:尿素氮10.55 mmol/L↑;肌酐252.3μmol/L↑;尿酸574.1μmol/L;甘油三酯8.81 mmol/L;总胆固醇9.76 mmol/L;高密度脂蛋白胆固醇0.78 mmol/L↓;低密度脂蛋白胆固醇5.28 mmol/L↑;同型半胱氨酸36.4 μmol/L↑;葡萄糖7.30 mmol/L;电解质系列正常。

3. 辅助检查

双肾及肾血管彩超示双肾皮质部回声增强,血流稀疏,双肾动脉主干血流通畅,双肾上腺未见占位病变。

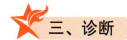
三、诊断

1. 初步诊断

初步诊断结果如下：

（1）高血压病 3 级（很高危）：①原发性高血压？②继发性高血压？

（2）肾功能不全。

（3）高脂血症。

（4）高尿酸血症。

（5）2 型糖尿病？

【提示】本病例特点为：

（1）发病特点：中年男性，慢性病程。

（2）症状：发现高血压、肾功能异常。

（3）体征：血压 190/124 mmHg，余未见阳性体征。

（4）辅助检查：肾功能、血脂、血糖、同型半胱氨酸、尿酸异常增高；彩超示双肾皮质部回声增强，血流稀疏，双肾大小及血管未见异常。

（5）既往史：体健。

2. 鉴别诊断

继发性高血压常见原因如下：

（1）肾实质性高血压：其包括急慢性肾小球肾炎、糖尿病性肾病、慢性肾盂肾炎等多种肾脏病变引起的高血压，是最常见的继发性高血压，终末期肾病 80%～90% 合并高血压。肾实质性高血压的发生主要是由于肾单位大量丢失，导致水、钠潴留和细胞外容量增加，以及肾脏 RAS 激活与排钠减少。患者此次发病合并肾功能不全，平素未规律监测血压及复查肾脏彩超，应予以鉴别。

（2）肾血管性高血压：肾血管性高血压是单侧或双侧肾动脉主干或分支狭窄引起的高血压，常见病因有多发性大动脉炎、肾动脉纤维畸形发育不良及动脉粥样硬化，前两者见于青少年，后者主要见于老年人。凡进展迅速及突然加重的高血压，均应怀疑为本病，患者此次肾功能不全，不排除肾动脉狭窄为急性加重因素，应予以鉴别。

（3）原发性醛固酮增多症：原发性醛固酮增多症是肾上腺增生或肿瘤分泌过多醛固酮所致，临床上以长期高血压及低血钾为特征，也有部分患者血钾正常。由于电解质代谢障碍，本病可有肌无力、周期性瘫痪、多尿等症状。血浆醛固酮/肾素比值增大有较高诊断敏感性和特异性，应积极完善检查，予以鉴别。

（4）嗜铬细胞瘤：其典型表现为阵发性血压升高伴心动过速、出汗等，大多为良性，本例患者临床症状特征不明显，本病可能性不大。

（5）皮质醇增多症：由于促肾上腺皮质激素分泌过多导致肾上腺皮质增生或者肾上腺皮质腺瘤，引起糖皮质激素过多所致。80% 患者有高血压，同时有向心性肥胖、满月脸、血糖增高等，血浆皮质醇测定等有助于诊断，肾上腺 CT 可确定病变部位。本例患者临床症状特征不明显，本病可能性不大。

（6）血管病变：其包括主动脉狭窄、多发性大动脉炎等。特点为上肢血压高、下肢血压不高或降低、下肢动脉搏动减弱等。

（7）其他：睡眠呼吸暂停综合征、甲状腺功能亢进、药物诱发的高血压等。

四、治疗

1. 诊疗计划

（1）病情评估：属于非急症患者。

（2）完善相关检查，如肾上腺CT、心脏及颈部血管彩超、皮质醇测定等，以明确诊断。

（3）给予丹参川芎嗪改善循环，阿托伐他汀钙片调脂；苯磺酸氨氯地平片及酒石酸美托洛尔控制血压；甲钴胺胶囊、叶酸片及维生素 B_6 降同型半胱氨酸，监测血糖等治疗。

（4）根据检查结果进一步指导治疗。

【入院后检查】

（1）心电图未见明显异常。

（2）彩超：①左室肥厚、升主动脉增宽、二尖瓣少量返流、三尖瓣少量返流、左室顺应性减低；②双侧颈动脉内膜增厚伴斑块（单发）、右侧锁骨下动脉斑块；③双肾实质回声增高、脂肪肝。

（3）生化检查：尿素 11.65 mmol/L↑；肌酐 239.2 μmol/L↑；胱抑素 2.39 mg/L↑；β2 微球蛋白 5.59 mg/L↑；尿酸 544.7μmol/L↑；甘油三酯 6.35 mmol/L；总胆固醇 8.88 mmol/L↑；低密度脂蛋白胆固醇 5.68 mmol/L↑；血钠 137.4mmol/L；血钾 3.69 mmol/L；血氯 99.9 mmol/L；总蛋白 72.6 g/L；白蛋白 42.4 g/L；球蛋白 30.2 g/L。

（4）尿常规：隐血（2+）；尿蛋白（3+）（≥ 3.0 g/d）；24 小时尿蛋白定量 4825 mg/24h↑；尿渗透压 580 mOsm/L↓。

（5）肾上腺 CT 未见异常。

（6）血浆皮质醇测定：上午 8 点：517.46 nmol/L；下午 4 点：139.16 nmol/L↓；晚上 12 点：87.99 nmol/L↓。促肾上腺皮质激素 32.28 pg/ml。表明皮质醇分泌节律正常。

（7）血管紧张素 AⅡ 203.65 pg/ml；血管肾素活性测定 24.11 pg/ml（立位）；立位醛固酮 0.13 ng/ml；卧位醛固酮 0.1 ng/ml。

（8）血糖：糖化血红蛋白 5.6%。

（9）葡萄糖测定：空腹血糖 5.53 mmol/L；餐后 30 分血糖 10.74 mmol/L；餐后 1 小时血糖 13.04 mmol/L；餐后 2 小时血糖 10.82 mmol/L；餐后 3 小时血糖 8.97 mmol/L。

（10）胰岛素测定：空腹 12.07 μU/ml↑，餐后 30 分 47.06 μU/ml↑，餐后 1 小时 55.26 μU/ml↑，餐后 2 小时 121.1 μU/ml↑，餐后 3 小时 96.90 μU/ml↑。表明糖耐量减低。

（11）便常规、CRP、凝血系列、血常规大致正常。

（12）甲状腺功能十项未见明显异常；抗核抗体系列及抗中性粒细胞胞浆抗体（ANCA）正常。

（13）眼底检查无异常。

（14）7天后复查肾功能：尿素 11.67 mmol/L↑，肌酐 236.4μmol/L↑，尿酸 477.2μmol/L↑，二氧化碳结合率 20.6 mmol/L↓。

【主要问题】鉴于该患者的情况，需要判断患者是高血压肾损害还是肾性高血压（图 1-1）。根据两者在发病机制、临床表现等多方面的不同（表 1-4），结合患者情况，判断患者可能为肾性高血压。

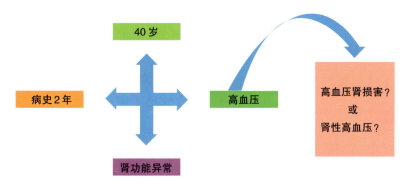

图1-1 患者是高血压肾损害还是肾性高血压的判断

表1-4 高血压肾损害与肾性高血压的区别

项目	疾病	
	高血压肾损害	肾性高血压
发病机制	多为良性的肾小动脉硬化	肾实质或肾血管病变
年龄	病史长，年龄偏大	多见于中青年
靶器官损害	有心、脑、眼底等损害	/
夜尿	多伴	/
贫血	轻	重
尿蛋白	少量，一般 < 2 g/24 h	量多
血尿	少	多

注：表中"/"代表无相关数值，全书同此。

【最后诊断】

（1）肾性高血压？

（2）肾功能不全。

（3）高脂血症。

（4）高同型半胱氨酸血症。

（5）糖耐量异常。

2. 药物的选择

（1）高血压合并肾功能不全

①血管紧张素转换酶抑制剂（ACEI）：首选降压药。适用于轻、中度肾功能减退患者，同时对心、脑、肾有保护作用。首选肾肝双通道排泄的ACEI，如贝那普利、福辛普利。

②血管紧张素受体拮抗剂（ARB）：适用于对ACEI不能耐受的患者。延缓肾脏病变，减少蛋白尿排泄，保护肾脏。常用药物有氯沙坦、缬沙坦、厄贝沙坦等。

③钙拮抗剂（CCB）：降压效果确切，不良反应不突出。对轻、中度患者宜选用长效制剂。肝脏代谢，对于肾透析患者无需调整剂量。

④β受体阻滞剂：比索洛尔肝肾双排比例相同，轻、中度肝、肾功能异常患者不调整剂量，严重肾衰竭（肌酐清除率 < 20 ml/min）每日不得超过10 mg；美托洛尔肝脏代谢，肾功能损害患者无需调整剂量。

⑤利尿剂：轻度患者可选用噻嗪类利尿药，如氢氯噻嗪；中、重度患者不宜用噻嗪类利尿药，可选用呋塞米。

（2）高血压合并痛风

临床较常见，高血压合并高尿酸血症的比例高达25%以上。很多高血压药物影响尿酸的生成和排泄，导致体内血尿酸浓度升高，诱发或加重痛风和高尿酸血症。关于用药方面有以下几点需要注意：

①用药首选ARB（氯沙坦），既可以降血压又可以降低尿酸水平，非氯沙坦类的ARB目前尚未发现类似作用。

②ACEI明显增加肾血流量，促进尿酸排泄作用，扩张一部分肾动脉，总血流量减少，尿酸排出减少，诱发或加重痛风，可选择卡托普利、依那普利。

③CCB种类繁多，影响大不同。硝苯地平长期服用血尿酸明显升高，尼群地平对血尿酸影响稍小，氨氯地平、左旋氨氯地平对血尿酸几乎无影响。

④β受体阻滞剂：普萘洛尔阻碍尿酸排泄，升高血尿酸作用较明显，美托洛尔影响尿酸作用极小，一般不会升高血尿酸。

⑤利尿药：抑制尿酸排泄，升高血尿酸水平，促发或加重痛风。约20%高尿酸血症患者为利尿药所引起。噻嗪类利尿剂痛风者禁用，高尿酸血症慎用。

（3）高血压合并糖尿病

ACEI有益糖代谢，改善胰岛素抵抗，保护肾功能，减少心血管事件，使死亡、透析和肾脏移植等终点事件危险下降50%。双侧肾动脉狭窄、血管神经性水肿患者禁用。

世界卫生组织和国际高血压联盟（WHO-ISH）原则：①ACEI列为绝对适应证与首选。②ARB多用于对ACEI不耐受者，升高血钾的作用较ACEI轻，对2型糖尿病具有良好的肾保护作用。③CCB对血糖、血脂代谢和胰岛素的敏感性无影响，绝大多数患者有良好的耐受性，作为糖尿病合并高血压患者的重要药物，与ACEI/ARB联合应用效果更佳。④β受体阻滞剂增加用药者发生2型糖尿病的危险，尤其是与利尿剂联用。药物受体选择性不同对代谢的影响差异较大，不可一并否定，患者需联合用药，β受体阻滞剂的地位仍不可替代。比索洛尔属高选择性和水脂双溶，对糖代谢无不良影响；美托洛尔是脂溶性制剂，琥珀酸美托洛尔是缓释剂型，保证良好的临床效果；阿替洛尔是水溶性制剂，血药浓度不稳定。$β_1$选择性的剂量依赖性在血药浓度较高时会增加对$β_2$受体的阻滞，造成对糖、脂代谢的不利影响。⑤利尿剂不宜作为糖尿病患者首选降压药，不适用于代谢综合征或有糖尿病患病危险的人群，主要用于糖尿病合并高容量性高血压、水钠潴留、水肿等。心功能不全者慎重应用，一般在ACEI、ARB、CCB联合应用基础上，加用小剂量噻嗪类利尿剂。噻嗪类对糖代谢具有不良影响，抑制胰岛素分泌，降低周围组织胰岛素敏感性，增加肝糖生成并刺激胰高血糖素分泌的作用，对糖尿病患者血糖控制产生不利影响。

3. 药物的治疗

（1）苯磺酸左旋氨氯地平片2.5 mg bid po+酒石酸美托洛尔25 mg bid po，第3天加服吲达帕胺2.5 mg qd po，第4天调整酒石酸美托洛尔25 mg tid po。

（2）阿托伐他汀钙片20 mg qn po+依折麦布10 mg qd po。

（3）叶酸片5 mg qd po+维生素B_6 10 mg qd po。

（4）尿毒清颗粒5 mg tid po。

治疗后血压监测结果如图1-2所示。

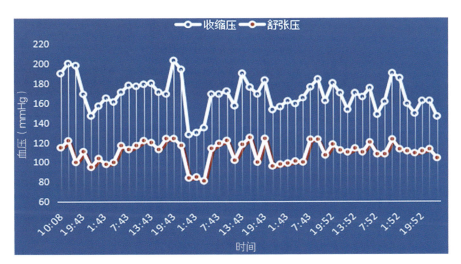

图 1-2　血压监测结果

【进一步治疗】

（1）调整生活方式，适当减轻体重，体质指数控制在 24 kg/m² 以下；减少钠盐摄入，每日不超过 6 g；补充钾盐，多食新鲜蔬菜和水果；减少脂肪摄入；增加运动；保证睡眠，减轻精神压力。

（2）家庭自测血压，灵活调整用药时间。

（3）定期复查肝功能、电解质等。

五、病例小结和知识拓展

（1）年轻患者患高血压应高度警惕继发性高血压的可能。

（2）掌握高血压肾损害及肾性高血压的鉴别。

（3）掌握高血压合并肾功能不全、糖尿病，以及高尿酸血症降压药物的选择。

（4）存在的疑问：①患者职业特殊，长期熬夜，睡眠不足，肾功能损害是否与其相关？②患者同时合并高脂血症，是否存在肾病综合征？

六、陈源源教授点评

首先，继发性高血压要重视原发病的治疗，建议患者做肾脏穿刺，明确原发病；其次，高血压肾损害或者继发性高血压者有蛋白尿的时候，唯一能够延缓肾脏病理、生理进展的药物就是 RAS 阻断剂，这例患者有糖代谢异常，有糖尿病的可能，有左室肥厚（提示高血压不止 2 年），这些都提示 RAS 阻断剂是最佳选择，即使该患者肌酐有轻度升高。如果应用后肌酐在基线基础上增加 20% 以内，还是可以考虑使用。钙拮抗剂可以用。β 受体阻断剂更倾向于选择 α 受体阻断剂。

（运城市中心医院　常念欢　李　霞）

病例3　高血压合并阻塞型睡眠呼吸暂停低通气综合征

一、病例介绍

韩某，男，37岁，主诉发现血压升高1天。

- **现病史**：患者于1天前在家偶然自测血压，发现血压明显升高，达200/140 mmHg，伴胸闷，不伴有头晕、头胀、血尿、多尿、全身软瘫等症状，未曾诊治。
- **既往史**：既往体健，否认糖尿病、冠心病、肾病等病史，否认肝炎、结核等传染病史，否认手术外伤史，否认输血史，否认药物食物过敏史。
- **家族史**：否认家族性、遗传性、传染性病史。

二、入院检查

1. 体格检查

体温36.5℃，脉搏90次/分，呼吸20次/分，血压197/117 mmHg，身高175 cm，体重100 kg，身体质量指数（BMI）32.7 kg/cm²。神志清楚，口唇无紫绀，无皮肤紫纹、水牛背、满月脸等，颈动脉未闻及杂音。两肺呼吸音清，未闻及干湿性音。律齐，心音可，各瓣膜听诊区未闻及病理性杂音。双下肢无水肿。

2. 实验室检查

（1）血常规：白细胞 8.9×10^9/L；血红蛋白176 g/L；血小板 212×10^9/L。

（2）生化检查：总胆固醇5.66 mmol/L，甘油三酯4.98 mmol/L，高密度脂蛋白胆固醇0.78 mmol/L，低密度脂蛋白胆固醇3.65 mmol/L；肌酐76.5 μmol/L；尿酸417.8 μmol/L；丙氨酸氨基转移酶47.3 U/L；血钾4.2 mmol/L；糖化血红蛋白6.5%；空腹血糖6.89 mmol/L；餐后2小时血糖10.21 mmol/L。

（3）肾素-血管紧张素-醛固酮系统（立位）：肾素8.5 μIU/ml；醛固酮10.8 ng/dl；醛固酮/肾素1.271。

（4）尿儿茶酚胺：肾上腺素13.55 μg/24h；去甲肾上腺素74.27 μg/24h；多巴胺318.66 μg/24h。

（5）24小时尿电解质：尿钾24 mmol/d；尿钠131 mmol/d；尿氯化物172 mmol/d。

（6）24小时尿蛋白定量：0.113 g/24h。

（7）尿常规、便常规、甲状腺功能、血凝系列等检查未见异常。

3. 辅助检查

（1）胸片：心肺膈未见异常。

（2）肾动脉彩超：双肾动脉未见明显异常。

（3）双肾及肾上腺彩超：未见明显异常。

（4）腹部彩超：脂肪肝。

（5）心电图：窦性心律，V5-V6导联T波低平或倒置。

（6）颈动脉彩超：颈总动脉分叉处软斑块，管腔狭窄约10%～20%。

（7）心脏彩超：左室壁增厚，左室舒张功能减低；左房内径37 mm；室间隔12 mm；左心室舒张末期46 mm；左室后壁12 mm；射血分数66%。

（8）24小时血压监测：白天平均血压164/98 mmHg；夜间平均血压156/87 mmHg；24小时平均血压158/92 mmHg。

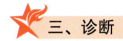

三、诊断

1. 入院诊断

入院诊断为：①高血压原因待查？②脂肪肝；③高甘油三酯血症。

【提示】患者入院前及入院时血压明显升高，达3级水平，且有胸闷的症状，年龄较轻，故考虑高血压原因待查，需完善相关检查除外继发性高血压。

2. 鉴别诊断

（1）肾血管性高血压：双肾动脉未见明显异常，故排除。

（2）肾实质性高血压：肌酐正常，暂不支持。

（3）原发性醛固酮增多症：血浆醛固酮/肾素活性比值（ARR）正常，不支持。

（4）嗜铬细胞瘤：尿儿茶酚胺未见异常，暂不支持。

（5）甲状腺功能亢进症或甲状腺功能减退症：甲状腺功能未见异常，不支持。

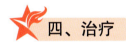

四、治疗

1. 治疗方案

（1）美托洛尔片12.5 mg bid；厄贝沙坦氢氯噻嗪片1片qd；硝苯地平控释片30 mg qd。治疗5天后血压控制在144～173/90～110 mmHg。

（2）调整治疗方案后：盐酸阿罗洛尔片10 mg bid；厄贝沙坦1片bid；硝苯地平控释片30 mg bid；吲达帕胺1.5 mg qd。治疗后血压维持于140～150/100 mmHg。

【出院诊断】本病例出院诊断：①高血压病（3级，极高危）；②脂肪肝；③高甘油三酯血症。出院后患者规律服药，1月后患者因"头晕、头胀1天"再次入院。入院时血压180/130 mmHg。其余体格检查、辅助检查等较前未见明显变化。

【病例特点】

（1）患者青年男性，肥胖，BMI 32.7 kg/m^2。

（2）无家族史，但早发病。

（3）心肌室壁肥厚。

（4）血红蛋白升高，追问病史有打鼾的症状。

（5）夜间平均血压水平仍然较高，呈非杓型分布。

（6）夜间睡眠监测结果：①呼吸监测：最长呼吸暂停时间42秒，呼吸暂停总时间39.3分，阻塞型呼吸睡眠暂停（OSA）118次，平均呼吸暂停时间19秒，暂停指数18次/小时。②觉醒时氧饱和度94%，睡眠中最高氧饱和度99%，最低氧饱和度78%。根据以上结果，符合阻塞型睡眠呼吸暂停低通气综合征（OSAHS），夜间睡眠重度低氧血症。

【确定诊断】最后确定诊断为：①高血压病（3级，极高危）；②高血压心脏损害（左室肥厚）；③OSAHS；④混合型高脂血症；⑤糖耐量异常；⑥周围动脉粥样硬化症脂肪肝。建议改善患者的生活方式，如减重，给予体位治疗，并加用呼吸机夜间辅助呼吸治疗。

2. 预后和随访

目前患者服药情况：厄贝沙坦氢氯噻嗪片 1 片 qd；氨氯地平片 5 mg qd；美托洛尔片 12.5 mg bid。血压控制于 110～120/70～88 mmHg。

五、病例小结和知识拓展

OSAHS是一种常见的、具有潜在危险的疾病，为高血压、糖尿病、冠心病等多种疾病的独立危险因素。在人群中的患病率为1%～6%。在肥胖或超重及年长的人群中，其患病率更高，很多有力证据表明，OSAHS与高血压之间有紧密联系，OSAHS患者高血压发病率高，且OSAHS是高血压的独立致病因素，而高血压患者OSAHS发病率也高，特别是顽固性高血压患者。

（1）OSAHS引起高血压的特点：夜间反复发作一过性高血压；晨起高血压；血压为反杓型或非杓型改变；顽固性高血压。

（2）OSAHS致顽固性高血压的特点：24小时血压变化失去节律性，夜间血压下降<10%，成非杓型；日间血压持续升高，以舒张压为主；顽固性高血压患者中、重度OSAHS发病率较高，以白日和夜间顽固性高收缩压及白日顽固性高舒张压发生较多。

（3）OSAHS引起高血压机制：内皮功能障碍；交感神经兴奋；压力反射异常；血管活性物质；睡眠碎裂；胸膜腔内压改变；遗传因素。

（4）OSAHS的治疗：控制体重、体位疗法、禁烟酒、口腔矫治器、手术、持续气道正压通气（CPAP）治疗。使用CPAP治疗OSAHS可以有效降低血压。一项纳入118例患者的研究显示，CPAP治疗后血压平均降低3.4/3.3 mmHg。另一项研究发现，治疗压力的CPAP可使日间血压降低10.3/11.2 mmHg，夜间血压降低12.6/11.4 mmHg。2009年，一项对98例OSAHS合并高血压患者的回顾性分析显示，对于顽固性高血压，CPAP治疗能更有效缓解OSAHS，也能更有效地降低血压。

六、陈源源教授点评

（1）患者入院前及入院时血压明显升高，达3级水平，入院后多次测量血压均明显增高。动态血压监测显示24小时平均动脉压大于130/80 mmHg（达158/92 mmHg），故高血压诊断成立。

（2）患者年轻，初次发现高血压即为血压重度升高，应进行高血压的鉴别诊断，筛查继发性高血压。

（3）经过系列筛查，患者排除了肾性高血压、肾血管性高血压及肾上腺相关的继发性高血压，最后诊断为原发性高血压（3级）。

（4）为进行患者高血压危险分层，需筛查并存的危险因素、靶器官损害情况，以及临床疾病情况。本例患者经危险因素筛查发现并存肥胖、高脂血症、糖耐量异常，靶器官损害评估发现已经出现左室肥厚，综合评估后该患者高血压诊断为原发性高血压（3级，极高危）。

（5）患者存在重度OSAHS，血压难以控制。尽管目前还没有明确把OSAHS并存的高血压定义为继发性高血压，但是由于OSAHS所带来的夜间缺氧、交感兴奋及肾素-血管紧张素系统激活、高黏血症等确实是引起难治性高血压不可忽视的病因。该患者第二次入院后经评估及调整治疗方案，针对OSAHS给予呼吸机夜间辅助呼吸治疗，血压逐渐趋于平稳。

（6）患者肥胖，出现多代谢异常，并存OSAHS，在整个治疗中生活方式改变是重中之重，有效减肥和控制体重，增加运动，可以有效地改善血糖代谢异常、高脂血症，更可以减轻睡眠呼吸暂停低通气状态。

（临汾市人民医院　邓俊萍　陕宇璇）

病例4 嗜铬细胞瘤致高血压合并应激性心肌病

一、病例介绍

张某，女，41岁，主诉发作性胸憋、气短、心悸1年，加重9小时。

- ◆ **现病史**：患者近1年反复发作性胸憋、气短、心悸，发作与活动无关，多于情绪激动时发作，随着情绪稳定，上述症状可自行缓解，未在意。入院当日9时，在无任何诱因下上述症状再次发作，每次持续1～2分钟，14时胸前区憋痛、气短明显加重，呈持续性，伴恶心、呕吐，呕吐物为胃内容物，18时就诊于临汾市中心医院，急诊心电图提示：窦性心律，Ⅰ、aVL、V3-V6、ST段上斜型抬高。
- ◆ **既往史**：无高血压、糖尿病史。
- ◆ **个人史**：无吸烟、饮酒史。
- ◆ **家族史**：早年丧母，死因不详，父亲健在。

二、入院检查

1. 体格检查
急诊科查体：神志清楚，急性病容，血压200/117 mmHg，心率90次/分，体温36.8℃，呼吸20次/分，心律齐，未闻及杂音，双肺呼吸音清，未闻及啰音，腹软，四肢湿冷。15分钟后测血压186/117 mmHg。

2. 实验室检查
（1）白细胞 15.46×10^9/L，红细胞 5.5×10^{12}/L，血红蛋白 162 g/L，血小板 239×10^9/L，中性粒细胞比率 85.2%，中性粒细胞数 13.18×10^9/L。

（2）肌钙蛋白 I 0.55 ng/ml，肌酸激酶 83 U/L，肌酸激酶同工酶 25.5 U/L，乳酸脱氢酶 223.2 U/L，肾功能正常，血钾 3.29 mmol/L，余电解质正常。

3. 辅助检查
心脏彩超示左室舒张末期 52 mm，射血分数 70%，前室间隔、左室前壁、前侧壁瓣口水平以下搏动减低。

三、诊断

1. 初步诊断
结合上述检查结果，初步诊断为冠心病、急性冠状动脉综合征。

2. 鉴别诊断
（1）急性心肌炎：心肌酶、肌钙蛋白明显升高，心电图改变，但是近期无感染史。

（2）继发性高血压：血压波动较大，心肌明显受损，但是冠状动脉血管正常。

四、治疗

1. 治疗方案

（1）立即给予双联抗血小板聚集、稳定斑块、抗凝等治疗，并急诊行冠状动脉造影术。造影结果：冠状动脉血管正常，未见狭窄，排除冠状动脉性心脏病。

（2）返回病房后给予持续心电监护：血压139/103 mmHg，心率114次/分。四肢湿冷，患者自觉乏力、出汗、纳差，床上稍活动仍感胸憋、气短。继续给予硝酸甘油持续泵入，并积极补液，补钾、补充能量、营养心肌治疗。

（3）入院第二天患者胸憋、气短症状无任何改善，生命体征：心率128～156次/分，血压137～150/86～110 mmHg，呼吸20～24次/分，心律齐，双肺未闻及啰音。甲状腺功能、肝肾功能、血气分析均正常。

【异常检查结果】①血系列：白细胞 12.59×10^9/L，中性粒细胞比率87.9%，中性粒细胞数 11.07×10^9/L。肌钙蛋白I 7.12 μg/L，肌酸激酶1032 U/L，肌酸激酶同工酶59.9 U/L。钾3.47 mmol/L，空腹血糖18.04 mmol/L。②尿系列：葡萄糖（3+），尿酮体（2+）。血沉5 mm/h。

给予胰岛素持续泵入，监测血糖，并复查尿系列，血糖均明显升高，尿酮体始终不能消失。复查心电图较前无明显变化。

【问题】治疗中存在以下问题：

（1）患者活动时胸憋、气短的原因是什么？

（2）心率增快的原因是什么？

（3）心肌损伤的原因是什么？

（4）高血压原因待查？

【进一步检查】此例患者在接下来行腹部CT中发现右侧肾上腺占位病变（图1-3），大小约 6×5.8 cm，增强后怀疑嗜铬细胞瘤。转入泌尿外科后给予酚苄明10 mg，3次/日，胰岛素泵持续泵入，患者心率波动，在90～100次/分，胸前区憋痛症状明显缓解，但血糖控制仍然不理想。8点监测皮质醇为1070.64 nmol/L，16点为609.44 nmol/L，凌晨1点为717.9 nmol/L。均明显升高且失去正常的节律性。血儿茶酚胺（肾上腺素、去甲肾上腺素、多巴胺）均正常；尿香草扁桃酸19.68 mg/24h（正常值：0～13.6 mg/24h）。

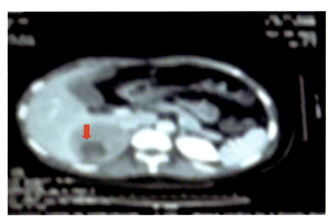

图1-3 腹部CT检查结果

【修正诊断】 经过进一步检查等诊断为嗜铬细胞瘤，皮质醇增多症？

【进一步治疗】 给予积极术前准备，于住院第15日行手术治疗，术后患者一般情况好，无胸前区憋痛，未泵入胰岛素，血糖基本恢复正常；未口服降压药物血压正常；心率在80次/分左右，术后病理检查符合嗜铬细胞瘤（图1-4）。

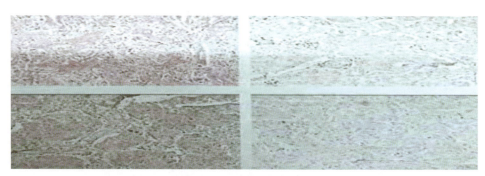

图1-4　术后病理检查结果

2. 预后和随访

患者一般情况好，血压、血糖恢复正常。

五、病例小结和知识拓展

此例患者因胸前区憋痛入院，有心肌酶学的改变，有心电图的动态改变，超声心动图可表现为"鱼篓"样改变，临床表现类似于急性冠状动脉综合征（胸痛、ST段抬高、心肌酶学增高），考虑急性心肌梗死，立即行冠状动脉造影术发现冠状动脉血管无异常。结合这例患者明确的嗜铬细胞的诊断，患者的胸痛、心电图及心肌损伤标志物异常，而冠状动脉造影冠状动脉血管结构无异常，考虑患者存在应激性心肌病的可能（也可称为儿茶酚胺性心肌病），因为嗜铬细胞瘤短时间内大量儿茶酚胺的释放会导致心肌损害。

回顾患者资料分析，患者为绝经前女性，平素活动时无胸前区憋痛症状，既往无高血压、糖尿病病史，无吸烟、饮酒史，冠心病危险因素较少。入院后的患者血压、心率异常波动其实在努力地给我们"暗送秋波"，本次发病因嗜铬细胞瘤的瘤内破裂，大量的儿茶酚胺释放入血，导致心率、血压异常升高，儿茶酚胺心肌毒性损害导致应激性心肌病发生。

此病例意在提醒大家关注生命体征变化的重要性，冠状动脉造影术可以排除冠状动脉血管狭窄病变，当胸痛患者排除冠状动脉血管狭窄后，需要积极寻找线索时，其实病史及生命体征、体格检查往往会给我们指一条明路。术后患者血糖恢复正常，证明患者的一过性糖代谢异常是继发改变，与原发病有关，过多的儿茶酚胺类物质可以促使胰高血糖素的分泌，本身也通过第二信使，促进糖异生。希望此病例的报道可以帮助大家认识模样百变的嗜铬细胞瘤。

该患者最后病理诊断为嗜铬细胞瘤，但入院后查血儿茶酚胺类物质浓度无明显升高，考虑可能的原因为血儿茶酚胺类物质半衰期特别短，患者发病时未留取血标本，而是发病后48小时才抽取血标本，相对于血儿茶酚胺的检测，其代谢产物尿香草扁桃酸持续时间长，受外界因素影响较少，该患者尿香草扁桃酸为异常升高，给诊断提供有力证据。对于血皮质醇增多的原因笔者考虑与应激有关。

六、陈源源教授点评

（1）患者中青年女性，发作性高血压，每于情绪激动时易发作，发作时血压重度增高。影像学检查提示肾上腺占位，并呈现嗜铬细胞瘤特征，经术前药物预处理后外科手术证实为嗜铬细胞瘤，术后患者血压基本恢复正常，随访未再发作高血压，是一例继发性高血压成功诊断治疗的案例。

（2）患者在术前最后一次发作高血压时，伴有胸痛，同时心电图及心肌损伤标志物均提示有急性冠状动脉综合征的可能，但是经冠状动脉造影显示患者冠状动脉正常，超声心动图显示患者心脏结果呈现前室间隔、左室前壁、前侧壁瓣口水平以下搏动减低，"鱼篓"样改变。结合患者嗜铬细胞瘤，当时发病血压重度增高，推测患者体内短时间内有大量儿茶酚胺样激素释放，引发"儿茶酚胺心肌病"，也称"应激性心肌病"。建议随访复查超声心动图动态变化。

（3）1990年日本Hikaru Sato首次报道了应激性心肌病（TCM），TCM是由各种应激诱发的左室心尖呈球形扩张伴室壁运动障碍疾病，一般累及左室，偶有累及右室的案例。TCM最主要的病因可能就是肾上腺功能亢进。Wittstein等研究发现，TCM患者血浆中儿茶酚胺水平显著高于对照组急性冠状动脉堵塞引发的心肌梗死患者。儿茶酚胺引发的基底段运动功能亢进会导致动态的左室流出道梗阻，这也是引起心尖扩张的原因，进而使心尖和前壁张力不断升高。Bybee等提出TCM诊断的4个标准：①短暂性心尖或心室中部无运动或运动减弱；②心电图ST段抬高或T波倒置；③冠状动脉造影无冠状动脉疾病或斑块破裂；④近期无头部外伤、颅内出血、嗜铬细胞瘤、心肌炎或肥厚型心肌病。关于TCM的治疗，目前无官方指南可参考，去除发病诱因很重要。建议长期应用阿司匹林、β受体阻滞剂、RAS阻滞剂，急性期心功能不全时可应用醛固酮受体拮抗剂。

（临汾市中心医院　范甲卯　丁娇）

病例5　高血压伴继发性肾动脉狭窄

一、病例介绍

王某，女，71岁，主诉头部不适半年。

- **现病史**：慢性起病，患者于半年前无明显诱因出现头部不适、头闷，行走数分钟后感觉明显。无头痛、头晕，无恶心、呕吐，无言语障碍，无肢体活动障碍，无饮水呛咳，无吞咽困难等。曾在门诊就诊，服用络淤通胶囊（2粒 tid）等药物对症治疗，效果不明显。患者感头部不适逐渐加重，行走约100米即可出现头部不适，为进一步治疗入住我院。
- **既往史**：既往"高血压"病史18年，血压最高达180/100 mmHg，平素服用美托洛尔25 mg qd；硝苯地平控释片30 mg qn；缬沙坦分散片80 mg qn，血压控制尚可。发现脑梗死1年，未服用药物。有发作性心前区疼痛不适病史，口服硝酸异山梨酯片后可缓解。
- **个人史**：患者生于原籍，久居本地，未到过疫区。无疫区居住史，无疫水、疫源接触史，无吸烟史，无饮酒史，否认冶游史。无放射性物质、毒物接触史。
- **家族史**：父母均去世，家族中无相关疾病记载，否认家族中有传染病及遗传病史。

二、入院检查

1. 体格检查

血压180/80 mmHg；心肺无明显异常；腹软，无压痛；神清语利，颅神经未见明显异常；四肢肌力5级，肌张力正常，腱反射（++）；双侧巴氏征（-）；双侧指鼻试验、跟膝胫试验稳准，闭目难立征（-）；脑膜刺激征（-）；深浅感觉正常。

2. 实验室检查

血钾偏低，为3.38 mmol/L；凝血系列、血糖、尿系列、肝功能、心肌酶谱正常；肾功能示尿素8.56 mmol/L，肌酐137 μmol/L；血脂四项示胆固醇4.68 mmol/L，甘油三酯2.25 mmol/L，高密度脂蛋白0.77 mmol/L，低密度脂蛋白4.68 mmol/L。血系列示血红蛋白107 g/L；同型半胱氨酸84.1 μmol/l，偏高。

3. 辅助检查

（1）心电图（图1-5）：窦性心律，T波改变。

（2）双肾+肾动脉彩超：双肾弥漫性病变（左肾6.1×3.1 cm，右肾7.6×4.1 cm），双肾动脉起始段重度狭窄，腹主动脉粥样硬化斑块形成，左肾囊肿。

（3）心脏彩超：二尖瓣少量返流，左室舒张功能减低。

（4）颈部血管彩超：双侧颈总动脉粥样硬化斑块，右侧椎动脉显示不清，椎间段流速减低，建议进一步检查。

（5）头颅MRI+MRA：双侧基底节区及半卵圆中心多发梗死灶、软化灶，双侧侧脑室旁白质脱髓鞘改变，基底动脉、双侧颈内动脉、大脑前动脉、大脑中动脉、大脑后动脉及其分支走行僵硬，管壁不规则，远端分支尚可。

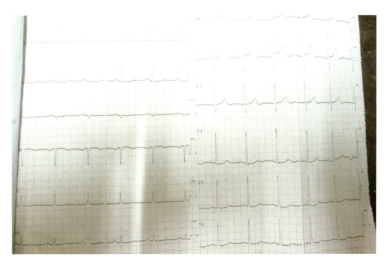

图 1-5　心电图示窦性心律，T 波改变

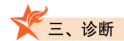

1. 初步诊断

初步诊断为：①后循环缺血；②高血压 3 级，极高危；③脑梗死；④冠心病；⑤双肾动脉重度狭窄；⑥血脂异常（高胆固醇血症、高甘油三酯血症、低高密度脂蛋白血症、高低密度脂蛋白血症）；⑦轻度贫血；⑧多发动脉粥样硬化斑块形成并狭窄（颈动脉、颅脑动脉、腹主动脉）。

2. 鉴别诊断

（1）慢性肾脏疾病：慢性肾脏病早期均有明显的肾脏病变的临床表现，在病程的中后期出现高血压，肾穿刺病理检查有助于诊断慢性肾小球肾炎，多次尿细菌培养和静脉肾盂造影对诊断慢性肾盂肾炎有价值。糖尿病肾病者均有多年糖尿病病史。

（2）肾血管疾病：肾动脉狭窄是继发性高血压的常见原因之一。高血压特点为病程短、进展性或难治性高血压，舒张压升高明显（常大于 110 mmHg），腹部或肋脊角连续性或收缩期杂音，血浆肾素活性增高，两侧肾脏大小不等（长径相差 > 1.5 cm）。可行超声检查、静脉肾盂造影、血浆肾素活性测定、放射性核素肾显像、肾动脉造影等以明确诊断。

（3）嗜铬细胞瘤：高血压呈阵发性或持续性。典型病例常表现为血压的不稳定和阵发性发作。发作时除血压骤然升高外，还有头痛、心悸、恶心、多汗、四肢冰冷和麻木感、视力减退、上腹或胸骨后疼痛等。典型的发作可由于情绪改变如兴奋、恐惧、发怒而诱发。血和尿儿茶酚胺及其代谢产物的测定、胰高糖素激发试验、酚妥拉明试验、可乐定试验等药物试验有助于做出诊断。

（4）原发性醛固酮增多症：典型的症状和体征有：①轻至中度高血压；②多尿尤其夜尿增多、口渴、尿比重偏低；③发作性肌无力或瘫痪、肌痛、搐搦或手足麻木感等。凡高血压者合并上述 3 项临床表现，并有低钾血症、高血钠而无其他原因可解释的，应考虑本病。实验室检查可见血和尿醛固酮升高，肾素活性（PRA）降低。

（5）皮质醇增多症：垂体瘤、肾上腺皮质增生或肿瘤所致，表现为满月脸、多毛、皮肤细薄，血糖增高，24 小时尿游离皮质醇和 17 羟或 17 酮类固醇增高，肾上腺超声可有占位性病变。

（6）主动脉缩窄：多表现为上肢高血压、下肢低血压。如患者血压异常升高，或伴胸部收缩期杂音，应怀疑本症存在。CT和MRI有助于明确诊断，主动脉造影可明确狭窄段范围及周围有无动脉瘤形成。

四、治疗

1. 诊疗计划

完善相关检查，治疗上给予抗血小板、抗动脉粥样硬化、保护血管内皮、调控血压等对症处理。

2. 治疗方案

入院后测血压，给予口服美托洛尔25 mg qd、硝苯地平控释片30 mg qn、氢氯噻嗪片25mg qd，血压基本在170/80 mmHg左右。

【进一步检查及确诊】双肾动脉造影示右肾动脉开口重度狭窄，左肾动脉闭塞。

【进一步治疗】于2015年2月3日行肾动脉支架置入术。

3. 预后和随访

患者术后血压在口服药物的控制下基本维持在130/70 mmHg，多次随访患者血压控制佳，基本维持在120/75 mmHg左右。

五、病例小结和知识拓展

动脉粥样硬化血栓形成是长期威胁患者生命的慢性全身性疾病，是成人致残的主要原因。随着社会进入老龄化，动脉粥样硬化性肾动脉狭窄已经成为老龄社会的常见病，占肾动脉狭窄90%以上。由动脉粥样硬化导致肾功能减退及心脑血管事件，已引起人们广泛关注。

在动脉粥样硬化性疾病人群中，动脉粥样硬化性肾动脉狭窄的检出率达20%～60%。动脉粥样硬化性肾动脉狭窄呈进行性发展，3年内有35%的狭窄加重，5年内有51%的患者有病变进展，狭窄程度大于60%的患者有5%发展成为肾动脉闭塞。肾动脉狭窄>50%会开始影响肾脏的血液灌注，>70%会明显减少肾血流量。随着狭窄的进展，动脉粥样硬化不仅引起肾血管性高血压，加重高血压病变，还导致缺血性肾病。多项研究提示，动脉粥样硬化尤其是高血压并发的动脉粥样硬化性肾动脉狭窄已是死亡的独立危险因素。

肾动脉狭窄可为先天性或后天性，而老年人则以动脉粥样硬化为主。本例患者即为老年人，存在弥漫性全身动脉粥样硬化及斑块形成表现。入院后查肾动脉彩超示狭窄，并出现血压控制不佳，多种降压药物仍难以有效控制，伴进行性肾功能减退、肾功能不全。患者肾功能的下降与肾动脉狭窄极度加剧有关，而高血压是本例患者动脉粥样硬化的首要原因，一定程度上参与了对肾实质及肾功能的损害，导致肾小动脉或肾动脉狭窄远端动脉结构的改变，肾内动脉血管床面降低。对于肾动脉狭窄>70%所致的肾功能进行性恶化，单纯药物治疗有限，而经皮肾动脉支架置入术联合药物治疗是治疗肾动脉狭窄性高血压改善肾灌注较好的方法。

【反思】此例患者肾动脉彩超示一侧肾动脉闭塞，另一侧肾动脉严重狭窄，属于ARB类药物的禁忌证。入院后检查发现肾功能异常、血钾偏低，考虑与患者既往应用过缬沙坦使其血压升高，肾脏缺血加剧引起RAAS异常有关。因此，高血压患者特别是肾动脉狭窄患者评估RAAS很有必要，尤其是肾动脉狭窄的患者术前、术后RAAS的检查，会对患者降压药物及术后血压情况提供线索。患者查体时腰背部可闻及血管杂音,这提醒我们,针对高血压患者,详细查体非常重要,如果一例普通高血压患者查体发现腰背部闻及杂音,可能提示患者肾动脉病变。

⭐ 六、陈源源教授点评

双肾动脉重度狭窄时,RAAS阻滞剂为禁忌,绝对不可以用,会使肾缺血恶化,激活RAAS,引起血压骤高和肾功能衰竭等。回顾病例,患者既往服用缬沙坦,一旦临床上发现疑似肾动脉重度狭窄,应立即停用此类药物。

(临汾市中心医院 邰迎东 张辉)

病例6 青年高血压

一、病例介绍

王某，男，34岁，主诉发现高血压15年，间断头晕2天。

- **现病史**：患者15年前学校体检时发现血压高达160/100 mmHg，因无不适症状，未系统用药及检测血压。6年前检测血压仍高达160/100 mmHg，仍无不适症状，开始口服"卡托普利片25 mg（2次/日）"，血压下降不明显，且干咳症状逐渐加重，5年前改为"硝苯地平缓释片20 mg（2次/日）"，血压仍无下降，并有头痛症状。

  4年前血压控制不理想，于吉林大学第一医院行血浆促肾上腺皮质激素、肾素、立/卧位醛固酮、甲状腺功能五项检查，均正常，同年我院肾上腺CT示左侧肾上腺可见一小结节影。3年前改为"硝苯地平控释片30 mg（1次/日）"血压维持在140～150/100 mmHg，于1年前开始有间断头痛症状，并加服"替米沙坦80 mg（1次/日）"，及"琥珀酸美托洛尔22.5 mg（1次/日）"，血压仍不能达标，并间断头晕，完善24小时动态血压监测示最高血压可达162/110 mmHg。

  近2天因血压控制不佳仍觉头晕、头胀、四肢无力，周身不适感，休息后上述症状大多可逐渐好转，但反复发作，监测血压，晨起血压均高达150/100 mmHg，为求进一步治疗来我科。病程中无心悸及呼吸困难，无肩背放射痛。精神状态尚佳，饮食、睡眠一般，二便如常。

- **既往史**：平素健康。
- **个人史**：生于辽源，从事行政工作，无地方病、地区居住情况，无冶游史，无吸烟史，无酗酒。
- **家族史**：父母健在，兄弟姐妹体健，子女体健。

二、入院检查

1. 体格检查

体温36.2℃，呼吸18次/分，脉搏82次/分，血压145/80 mmHg，口唇发绀，颈静脉正常，双肺呼吸音清，未闻及啰音，心前区无隆起，心界不大，心率82次/分，节律规整，心音低钝，未闻及杂音，肝脾未触及，双下肢无水肿。

2. 实验室检查

（1）基础状态下卧位晨起采血，检测肾上腺素32.15 pg/ml；去甲肾上腺素153.87 pg/ml；多巴胺46.18 pg/ml；促肾上腺皮质激素17.05 pg/ml；皮质醇27.54 μg/dl。常规口服降压药同时检测肾素10.89 pg/ml；醛固酮270.72 pg/ml；血管紧张素Ⅱ 171.23 pg/ml。

（2）三碘甲状腺原氨酸126.00 ng/dl；甲状腺素7.11 μg/dl；游离三碘甲状腺原氨酸3.33 pg/ml；游离甲状腺素1.08 ng/dl；超敏促甲状腺素1.409 mIU/L；同型半胱氨酸9.4 μmol/L。

3. 辅助检查

（1）心电图：窦性心律，ST-T 改变（图 1-6）。

（2）动脉超声检查：双侧颈动脉及椎动脉未见异常。主动脉硬化，室间隔及左室后壁略增厚，左室舒张功能减退，二尖瓣轻度返流。

（3）肾脏 CT 平扫：左侧肾上腺区可见结节状影，CT 值约为 28 HU，直径约为 1.0 cm。右侧肾上腺大小、形态、密度未见明显异常。扫描层面所见肝实质密度降低，CT 值约为 30 HU。

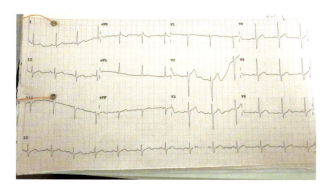 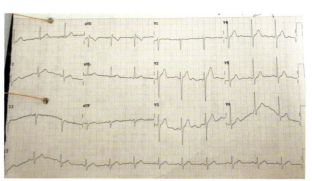

图 1-6　心电图检查结果

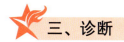

三、诊断

1. 临床诊断

本病例临床确诊为：①高血压 2 级（高危）；②高尿酸血症；③高甘油三酯血症。

【提示】本病例血压检测结果如下：

（1）24 小时平均血压 156/101 mmHg，白昼 157/103 mmHg，夜间 151/96 mmHg。

（2）每日血压变化（住院每日 9～10 时测血压）波动在 130～145/80～100 mmHg。

2. 鉴别诊断

（1）肾血管性高血压：肾血管性高血压是单侧或双侧肾动脉主干或分支狭窄引起的高血压，凡进展迅速或突然加重的高血压，均应考虑本病。本病例与该病不符，故予排除。

（2）原发性醛固酮增多症：本病是肾上腺皮质增生或肿瘤分泌过多醛固酮所致，以长期高血压伴低血钾为特征。此患者外院检查肾上腺皮质激素、立/卧位醛固酮、醛固酮/肾素比值均正常，可除外此病。

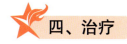

四、治疗

1. 诊疗计划

（1）密切观察病情变化，卧床休息。

（2）24～72 小时内行血常规、尿常规、离子、肾功能、肝功能、血糖、血脂、心肌酶、甲状腺功能五项、肾上腺激素及同型半胱氨酸等检查。

（3）一周内完成超声心动图、胸片、腹部超声、肾上腺CT、24小时血压监测检查。

（4）口服硝苯地平控释片及琥珀酸美托洛尔、替米沙坦降压。

（5）根据血压数值调整降压药物。

【进一步治疗】

（1）建议患者到上一级医院查明血压升高原因。

（2）患者需继续血压监测及药物治疗。

2. 预后和随访

患者在口服硝苯地平控释片、替米沙坦降压药物基础上，自行测量晨起血压仍波动在150～160/100～110 mmHg，故于2017年4月10日到北京协和医院进一步检查，未停药检测促肾上腺皮质激素（ACTH）42.4 pg/ml、血总皮质醇28.02 μg/ml↑、血管紧张素Ⅱ（立位）90.88 pg/ml、肾素活性（PRA2）（立位）0.81 ng/(ml·h)↓、醛固酮（ALD2）（立位）16.83 ng/dl，双肾超声未见异常，双肾动脉超声未见异常。结合既往肾上腺CT，建议定期复检肾上腺CT，降压药改为氯沙坦+氢氯噻嗪、硝苯地平控释片、阿尔玛尔、螺内酯。现电话回访患者血压晨起仍高达140～150/90～95 mmHg，白天血压正常。

★ 五、病例小结和知识拓展

男性，34岁，既往血压高于正常近15年，最高血压可达165/120 mmHg，现患者口服硝苯地平控释片、琥珀酸美托洛尔、替米沙坦，血压仍控制欠佳。曾行血浆促肾上腺皮质激素及肾素、立/卧位醛固酮、甲状腺功能五项检查均正常，双侧肾上腺CT平扫左侧肾上腺区可见结节状影。以上检查除外继发性高血压，明确原发性高血压诊断。入院后在原有口服硝苯地平控释片、琥珀酸美托洛尔、替米沙坦基础上将琥珀酸美托洛尔加量至47.5 mg，同时加用双氢克尿噻10 mg，血压在晨起仍高达150/95 mmHg，后将有效改善晨峰现象的硝苯地平控释片改为晚上口服。患者住院一周左右，出院时血压仍未达标，出院一个月左右电话回访晨起血压仍高140～150/95 mmHg，血压下降不理想。

（1）是否存在H型高血压：此患者血压高以来，2014年9月3日检查同型半胱氨酸32.8 μmol/L，也曾口服叶酸一个月，患者反应血压无改变，仍高于正常。2016年5月20日检查同型半胱氨酸14.6 μmol/L，2016年8月10日检查同型半胱氨酸9.4 μmol/L，均在正常范围内。

（2）与睡眠及精神压力有关：患者在我院医务科工作，平时工作繁忙，建议适当运动，低盐低脂饮食（高血压多年，食盐量平时已注意），保持良好的心态。

（3）继发性高血压：此患者肾上腺CT平扫示左侧肾上腺区可见结节状影，CT值约为28 HU，直径约为1.0 cm。虽然多次（2013年、2016年）血浆促肾上腺皮质激素及立/卧位肾素和醛固酮检查均正常，但仍需定期复查肾上腺CT，以明确血压下降不理想是否与此有关。

★ 六、陈源源教授点评

（1）患者目前只表现为晨起高血压，应考虑是否晨起血压测量方法正确？正确测量方法为晨起半小时后，起床洗漱后服药前、早餐前测量血压。如确为晨起高血压，白昼控制良好，可将早上的替米沙坦分为40 mg早晚分别服用，以时间治疗学理念加强晨起血压控制。此外，应鉴别患者是否有夜间睡眠呼吸暂停综合征，是否有夜间血压升高的机制存在。从整个病例的诊治检查结果看，仍以原发性高血压为主，应为难治性高血压，应分析药物治疗效果及方案，在服药情况下行动态血压监测，以便于发现血压控制的盲点。

（2）患者在"常规口服降压药"的情况下检测肾素-醛固酮水平，如果降压药中含有利尿剂、钙拮抗剂、β受体阻滞剂或RAS阻滞剂，都会影响肾素-醛固酮的检测结果。原则上应该停用以上降压药物，应用非二氢吡啶类钙拮抗剂，如缓释维拉帕米或α受体阻滞剂替代治疗2～3周后再检测肾素-醛固酮水平及醛固酮/肾素比值，方有临床指导意义。

（3）糖皮质激素的检测应同时关注节律及激素水平，单时间点的检测临床意义不大。

（辽源矿业集团职工总医院　孙继红）

病例 7　继发性高血压的思考

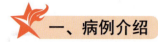
一、病例介绍

李某，男，45 岁，主诉间断头痛伴乏力 3 天。

- ◆ **现病史**：患者于 3 天前无诱因头痛，伴乏力，间断发作，每次发作持续时间不一。门诊血压检查为高血压（血压 223/165 mmHg）。
- ◆ **既往史**：否认高血压病史、糖尿病史、肾病史等特殊病史。
- ◆ **个人史**：否认吸烟、饮酒史，否认药物不良嗜好。
- ◆ **家族史**：否认家族遗传病史。

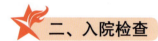
二、入院检查

1. 体格检查

身高 171 cm，体重 62 kg。体温 37.0℃，血压 209/136 mmHg，心率 112 次/分，呼吸 22 次/分。发育正常、体型适中，神志清楚，烦躁，痛苦病容，颈部无抵抗，双眼视力正常，眼球略压痛，视乳头无水肿，双肺呼吸音清，心率 112 次/分，心音有力，主动脉听诊区第二心音亢进，腹软，肾动脉区未闻及杂音，四肢活动正常，双下肢轻度水肿。神经系统：生理反射存在，病理征未引出。

2. 实验室检查

空腹血糖 6.29 mmol/L；球蛋白 34.5 g/L；脂蛋白a 514 mg/L；总胆固醇 6.04 mmol/L；甘油三酯 1.89 mmol/L；低密度脂蛋白 3.49 mmol/L。

3. 辅助检查

（1）头颅 CT 平扫未见明显异常。

（2）心电图检查结果如图 1-7 所示。

（3）腹部彩超、心脏彩超与肾上腺彩超未发现明显异常。几日后检查结果显示，双肾、肾动脉彩超发现右肾动脉起始段流速增快，阻力指数增高。

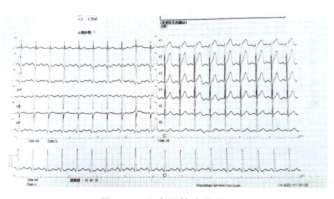

图 1-7　心电图检查结果

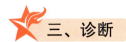

三、诊断

1. 初步诊断

（1）初步诊断：①头痛待查；②高血压性脑病；③高血压3级。

（2）诊断依据：①病史：患者3天前突发间断性头痛，无明显诱因，血压223/165 mmHg。②症状：头晕、乏力。③体征：心率112次/分，下肢轻度水肿，其他未见明显异常。

2. 鉴别诊断

需注意和丛集性头痛、紧张性头痛、颅内占位及高血压脑病鉴别诊断。

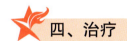

四、治疗

1. 诊疗计划

（1）完善检查，如血、尿、便常规，血脂、肝肾功能，腹部B超，肾动脉多普勒，头颅CT等检查。

（2）监测血压及生命体征。

（3）静滴硝普钠，积极控制血压，根据病情调整剂量。

（4）口服硝苯地平控释片、氯沙坦钾、美托洛尔。

（5）根据病情调整方案。

2. 入院治疗

（1）入院后稳定血压，血压降至180/100 mmHg时，症状减轻。

（2）次日行辅助检查：肾动脉彩超（多普勒）发现右肾动脉起始段流速增快，阻力指数增高。

（3）全科讨论：考虑肾动脉狭窄，建议患者进一步行肾动脉造影检查。

（4）转上级医院（省心血管病医院）进一步治疗。

【血压监测结果】血压监测结果如图1-8所示。

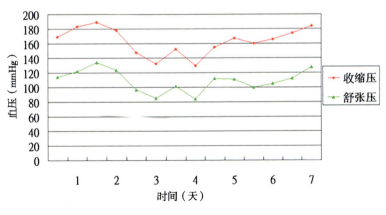

图1-8 血压监测结果

【上级医院辅助检查】肾动脉造影示右肾动脉近段狭窄约90%，左肾动脉未见有意义狭窄；冠状动脉造影示前降支近段狭窄约90%。

【上级医院确诊】

（1）主要诊断：继发性高血压、右肾动脉狭窄。

（2）其他诊断：冠心病、无症状性心肌缺血。

3. 上级医院进一步治疗

（1）常规药物治疗：抗血小板（双抗）、抗凝（低分子肝素）、调脂（阿托伐他汀钙）、控制血压（硝苯地平、美托洛尔）；对症与支持治疗。

（2）介入治疗：行冠状动脉介入手术，于前降支置入支架一枚；行肾动脉介入，于右侧肾动脉置入支架1枚。

4. 预后和随访

随访患者，预后良好，至今无胸闷、胸痛、气短，未再发生头痛、头晕，已正常生活工作，血压监测正常，已停服降压药近一年。阿司匹林0.1 g（1次/日）、瑞舒伐他汀10 mg（1次/日）继续服用。

五、病例小结和知识拓展

患者青壮年，无任何高危病史，突发高血压，无发作性胸痛、胸闷，随后做常规检查发现"右肾动脉起始段流速增快，阻力指数增高"，临床诊断为高血压3级、继发性高血压、肾动脉狭窄（原因待查），转上级医院，确诊肾动脉狭窄并置入支架一枚，同时诊断隐匿性冠心病（无症状性心肌缺血），前降支置入支架一枚。术后停服降压药，血压正常至今。

本患者为突发高血压，当我们考虑继发性高血压时往往以肾上腺皮质病变、原发性醛固酮增多症为多见，而该病例经造影证实是肾动脉狭窄，那么肾动脉狭窄常见原因为肾动脉粥样硬化、大动脉炎、纤维肌性发育不良等，本病例最终置入支架，个人认为置入支架仅是姑息治疗，后续治疗应病因治疗才是根本，如何确定病因让我困惑，我们该怎样去做，才是准确的。另外，本患者入院治疗起始使用了ARB，事实证明ARB是用药禁忌，作为基层医生该怎样防范，如何预防是值得进一步思考的问题。

六、陈源源教授点评

（1）每一例青年患者，突发高血压，要警惕继发性高血压的可能。本例患者突然血压增高，病程仅三天，经肾动脉多普勒、肾动脉造影，证实为肾动脉狭窄，经积极置入支架血压控制良好。所以，对于继发性高血压，病因治疗是最好的治疗措施。

（2）究其肾动脉狭窄的病因有待我们进一步思考：如果是动脉粥样硬化导致肾动脉狭窄，必然经历很长的一段时间，但是患者为什么之前没有高血压，另外，患者经检查发现并存冠状动脉粥样硬化性心脏病，一支冠状动脉重度狭窄，这样并存的动脉狭窄性病变当以动脉粥样硬化为病理。作为基层医生要了解血压波动的诱因是什么，有无腹泻，有无出汗。由于患者体内容量的突然变化，低容量导致本已狭窄的肾动脉对肾脏灌注不足，发生血压波动，故采集详尽的病史很重要。

（3）关于降压药物的选择，警惕继发性高血压时，可以选择钙通道阻滞剂（CCB），暂不用ACEI、ARB。作为基层医生要重视查体，肾动脉狭窄可以出现血管杂音。同时提醒大家，双侧重度肾动脉狭窄才是RAAS系统阻断剂的禁忌证，而单侧不是禁忌证。

（4）本例患者在心脏检查时发现有冠状动脉粥样硬化，并做了干预，但是没有发现高危因素，如血糖、血脂异常等，常规不建议在没有冠心病、心肌缺血相关症状及临床参考证据的情况下做冠状动脉造影。

（5）出院治疗应当以抗动脉粥样硬化为主，该患者40岁，评估心脏耐量，控制心室率，应酌情使用β受体阻滞剂等进行冠心病二级预防。

（寿阳县人民医院　张步强）

病例 8　嗜铬细胞瘤致高血压

一、病例介绍

晋某，女，38 岁，主诉全身乏力 20 余天，加重 2 天。

- **现病史：** 患者于入院前 20 天无明显诱因出现全身乏力、食欲不振、头晕，不伴视物旋转，无恶心、呕吐、腹泻现象，未予重视。2 天前无明显诱因出现情绪波动，且上述症状逐渐加重，就诊于运城市精神病医院，化验电解质血钾 2.04 mmol/L，为求进一步诊治，遂来我院，门诊以"低钾血症"收入我科。自发病以来，患者神志清楚，精神、食欲、睡眠欠佳，大小便未见明显异常。
- **既往史：** 否认高血压、糖尿病、冠心病病史；否认肝炎、结核等传染病病史；否认外伤、输血史；否认食物、药物过敏史；3 年前曾行剖宫产手术，产后患有抑郁症，多次有情绪波动现象，曾在精神病医院治疗，在家自服抗抑郁药物（具体药物及剂量不详），抑郁病情控制不详；预防接种史不详。
- **个人史：** 出生并居住于原籍，否认近期外出旅居史；否认疫水、疫区及毒物、粉尘、放射性物质接触史，无冶游史。
- **月经史：** 14 岁初潮（2～3 天 /29～31 天），末次月经为 2015 年 3 月 25 日，平素月经量适中，无痛经。
- **婚育史：** 适龄结婚，育有 1 子 1 女，子女及配偶均体健。
- **家族史：** 父母健在，无遗传性家族病史。

二、入院检查

1. 体格检查

体温 36.4℃，脉搏 92 次 / 分，呼吸 20 次 / 分，血压 132/92mmHg，身高 170 cm，体重 65 kg。患者神志清楚，言语流利，对答切题，查体合作，精神状态差，平车推入病房。双肺呼吸音清，未闻及干湿性音。心律齐，各瓣膜听诊区未闻及病理性杂音。肝脾肋下未触及，双侧下肢无水肿。四肢肌力Ⅳ级，腱反射减弱，双侧巴氏征阴性。

2. 实验室检查

血象偏高，钾偏低；肝功能、血脂、心肌酶未见异常；血沉未见异常；降钙素原（PCT）未见异常；糖化血红蛋白偏高；肾功能未见异常，空腹血糖偏高；C 肽未见异常；尿糖（+）。甲状腺功能示促甲状腺激素（TSH）偏低；空腹及三餐后 2 小时血糖均升高。

3. 辅助检查

（1）胸片：心、肺、膈未见异常。

（2）心电图：窦性心动过速，ST-T 改变（图 1-9）。

（3）妇科彩超：子宫、双侧附件未见明显异常。

（4）心脏彩超：静息状态下，主动脉瓣流速加快并少中量返流（考虑主动脉瓣、左冠状动脉瓣发育不良），室间隔略增厚，心包积液（微量），EF 77%。

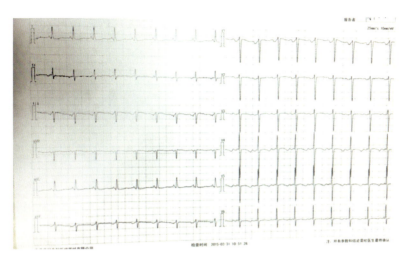

图1-9　心电图检查结果

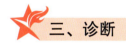

1. 初步诊断

（1）初步诊断：①低钾血症；②高血压病3级（极高危）；③糖尿病；④心律失常（窦性心动过速）；⑤产后抑郁；⑥上呼吸道感染。

（2）诊断依据：①患者入院时化验血钾偏低、乏力。②监测生命体征，心率偏快，心电图示窦性心动过速。③监测发现患者阵发性血压升高。④患者化验显示尿糖阳性，血糖及糖化血红蛋白均偏高。⑤患者化验显示血象及体温偏高。

2. 鉴别诊断

（1）原发性高血压：某些原发性高血压患者呈现高交感神经兴奋性，表现为心悸、多汗、焦虑、心输出量增加。原发性高血压患者如服用利尿药亦可出现低钾血症，但患者的尿儿茶酚胺是正常的，尤其是在焦虑发作时留尿测定儿茶酚胺更有助于除外嗜铬细胞瘤。

（2）甲状腺功能亢进症：甲状腺功能亢进时呈现高代谢症状，伴有高血压。但是舒张压一般正常，且儿茶酚胺不会增高。因甲状腺激素具有利尿作用，甲状腺功能亢进患者也可以出现低钾血症。

（3）嗜铬细胞瘤：该病患者可出现阵发性高血压，发作时面色苍白，全身乏力，感头晕、心悸不适，可出现心动过速，常规降压药物控制欠佳，少数可出现低钾血症，行肾上腺彩超或CT检查可见肾上腺占位性病变。血尿儿茶酚胺、尿香草基杏仁酸升高。

（4）原发性醛固酮增多症：该病患者血压升高不易控制，常伴有低钾血症，行安体舒通试验为阳性，予以安体舒通治疗血压可控制，行肾上腺CT检查可见肾上腺皮质增生性改变。需完善肾素活性、醛固酮检测筛查本病。

四、治疗

1. 治疗方案

（1）补钾（枸橼酸钾颗粒、螺内酯片、中心静脉静滴氯化钾注射液）。

（2）降压（苯磺酸左旋氨氯地平片、酒石酸美托洛尔片、马来酸依那普利片）。

（3）降糖（阿卡波糖片及胰岛素）。

（4）抗感染治疗。

【进一步检查】

（1）腹部彩超：腹主动脉左侧、胰尾后下方、左肾内上方混合回声包块（考虑来源于后腹膜，神经纤维瘤？）。

（2）肾上腺增强CT及上腹部CT：①双侧肾上腺弥漫性增大，考虑肾上腺皮质增生。②胰腺下方、腹主动脉左旁占位病变，多考虑肾上腺外嗜铬细胞瘤，病灶大小约7.4×5.4 cm，邻近肠管受压推移，肠系膜上、下动脉受压移位。③右肾盂小斑点状高密度影，多考虑小结石，大小约0.3 cm，左肾未见异常。肝、胆、胰、脾未见异常。腹主动脉CT血管造影（CTA）：腹膜后占位病变行CTA示供血动脉来源于肠系膜上动脉分支及腹主动脉下段多发异常小分支，引流静脉提前显影、汇入左肾静脉，多考虑肿瘤内部动静脉瘘所致。占位病变致肠系膜上动脉受压前移。

（3）进行相应的内分泌激素检测：尿香草扁桃酸19.59 mg/24h，尿肾上腺素70.69 μg/d，尿去甲肾上腺素575.78 μg/d，明显高于正常值，符合嗜铬细胞瘤化验结果。

【进一步诊断】①异位嗜铬细胞瘤；②双侧肾上腺皮质增生，低钾血症；③继发性高血压；④产后抑郁；⑤上呼吸道感染。

【进一步治疗】2015年4月7日转入泌尿外科进一步诊治。给予口服盐酸酚苄明片、硝苯地平控释片降压，美托洛尔（倍他乐克）减慢心率，皮下注射胰岛素降糖。完善术前准备。2015年4月20日术前动态血压监测结果：收缩压最高值179 mmHg，最低值93 mmHg；舒张压最高值127 mmHg，最低值60 mmHg，夜间血压偏高。2015年4月23日在全麻下行嗜铬细胞瘤切除术。病理诊断为（腹主动脉旁）嗜铬细胞瘤。免疫组化结果：CgA（+++），Syn（少部分+++），GFAP（−），S-100（−），CK（−），EMA（−），CEA（−），Ki-67（<3%），P53（−），CD10（−）；免疫组化结果支持嗜铬细胞瘤。

术后患者未再服用降压、降糖药物，患者化验电解质、血常规未见异常，监测血压、血糖基本在正常范围。

【出院诊断】出院诊断为异位嗜铬细胞瘤、双侧肾上腺皮质增生、低钾血症、继发性高血压、产后抑郁、上呼吸道感染。

2. 预后和随访

患者情绪稳定，在家未服用降压、降糖及补钾类药物，血压、血糖控制正常，多次化验电解质正常。

五、病例小结和知识拓展

此例患者因"乏力、头晕、食欲不振、情绪不稳定"入院，查生命体征：体温偏高，心率偏快，阵发性血压升高。化验血钾偏低，给予多种补钾类药物，效果差，口服多种降压药物，血压控制不稳定。考虑继发性高血压，高血压原因为"嗜铬细胞瘤"还是"原发性醛固酮增多症"，完善肾上腺增强CT

及上腹部 CT 检查，化验肾素活性及醛固酮、24 小时尿钾未见异常，血尿儿茶酚胺、尿香草基杏仁酸升高，明确诊断"嗜铬细胞瘤"，经泌尿外科手术切除后，患者以上不适症状缓解。术后未服用降压、降糖药物，患者化验电解质、血常规未见异常，监测血压、血糖基本在正常范围。

回顾患者资料分析，患者为未绝经女性，既往无高血压、糖尿病病史，无吸烟、饮酒史，平素情绪不稳定、焦虑合并抑郁，甚至有自杀倾向。入院后低钾血症，血压、心率的异常波动为诊断疾病提供了重要线索。此例病例在提醒大家发现低钾血症时，要追踪原因，并且关注生命体征变化的重要性。中年妇女出现情绪波动，不能轻易诊断为更年期综合征、神经官能症、抑郁症等。术后患者血糖恢复正常，证明糖尿病是继发疾病，与原发病有关，过多的儿茶酚胺类物质可以促使胰高血糖素的分泌，促进糖异生。

六、陈源源教授点评

（1）患者在病程中尽管没有典型的发作性高血压或持续性高血压，但是在"抑郁症"的治疗中可能使用 5- 羟色胺再摄取抑制剂，而 5- 羟色胺再摄取抑制剂引起的发作性高血压是提示嗜铬细胞瘤线索的临床关注点。在临床中应对使用多巴胺受体拮抗剂、拟交感神经类、阿片类、去甲肾上腺素或 5- 羟色胺再摄取抑制剂、单胺氧化酶抑制剂等药物可诱发高血压或高血压、低血压交替或伴有头痛心悸多汗等症状发作的患者，进行嗜铬细胞瘤筛查。此患者经儿茶酚胺相关检测、影像学检查诊断为嗜铬细胞瘤，并通过外科手术及病理证实为嗜铬细胞瘤，治疗成功。

（2）患者在病程中出现明显的低血钾同时高尿钾，不能用嗜铬细胞瘤解释，同时肾上腺影像学检查显示"双侧肾上腺弥漫性增大"，醛固酮/肾素比值检查是否在标准状态下进行的？此外，患者测 24 小时尿钾的同时血钾如何？如果血钾低于 3 mmol/L，则 24 小时尿钾 68mmol（大于 25mmol）提示患者存在肾性排钾，应怀疑体内有盐皮质激素（醛固酮）增多的可能，建议进一步随访，注意"原发性醛固酮增多症"并存。

（3）患者在"嗜铬细胞瘤"术前经系列检查诊断为糖尿病，尽管经过"嗜铬细胞瘤"术后血糖监测较前有好转，但仍有明显的糖耐量异常，建议密切随访空腹及餐后血糖、糖化血红蛋白动态变化，必要时仍应给予血糖控制。

（运城市第一医院　张国英　王　方　解立冬）

病例9　原发性醛固酮增多症病例一

一、病例介绍

林某，女，26岁，主诉发现血压升高1年。

- **现病史**：2014年6月患者体检发现血压升高（大于140/90 mmHg，具体值不详），之后患者优化生活方式（低盐饮食，并加强锻炼），未予用药。2014年10月患者因头晕、头痛，再次查血压130/100 mmHg，之后监测血压最高达150/110 mmHg，曾口服缬沙坦80 mg qd，苯磺酸氨氯地平2.5 mg qd，盐酸阿罗洛尔5 mg bid三联药物降压，监测血压110～130/70～86 mmHg，3个月后患者自行停用降压药物（近1年半未服用任何降压药物），监测血压120～140/80～100 mmHg。半月前就诊于我院门诊查彩超示右侧肾上腺回声偏低。肾上腺增强CT示右侧肾上腺内肢小结节，同时化验血钾（3.60 mmol/L），肾功能正常，血醛固酮（立位）213.66 pg/ml，肾素（立位）0.18 ng/（ml·h），为进一步明确高血压病因入院治疗。
- **既往史**：否认既往有急慢性肾炎及其他病史。
- **家族史**：否认家族中有高血压疾病史记载。

二、入院检查

1. 体格检查

BMI 19.23 kg/m²，腰围70 cm，臀围86.5 cm，血压144/93 mmHg，无水牛背、满月脸、皮肤紫纹，颈部及腹部未闻及血管杂音，心肺腹未及阳性体征。

2. 实验室检查

（1）血钾3.44 mmol/L。血糖、甲状腺功能、肾功能、尿常规均正常，尿蛋白阴性。

（2）血皮质醇（8：00、16：00、0：00）均正常，且节律存在，24小时尿皮质醇定量正常。患者近1年半未服用任何降压药物。血醛固酮（基础）430.52 pg/ml，血浆肾素（基础）0.62 ng/ml。血醛固酮（立位）315.93 pg/ml，血浆肾素（立位）0.94 ng/（ml·h）。尿醛固酮12.25 μg/24h尿，24小时尿量1000 ml。

（3）肾小球滤过率（GFR）：左肾50.5 ml/min，右肾55.4 ml/min。

（4）盐水试验：盐后肾素<1 ng/（ml·h），盐后醛固酮大于60 pg/ml，提示盐水试验阳性（表1-5）。

表1-5　盐水试验结果

盐水试验	血钾（mmol/L）	醛固酮（pg/ml）	肾素[ng/（ml·h）]	血皮质醇（μg/dl）
盐水前（6：00）	3.94	389.15	0.51	10.46
盐水后（12：00）	4.06	368.82	0.2	9.66

3. 辅助检查

（1）动态血压提示 24 小时平均血压 131/91 mmHg；白天平均血压 137/95 mmHg；夜间平均血压 118/81 mmHg；清晨平均血压 135/93 mmHg；昼夜节律存在。

（2）肾动脉彩超未见明显异常。

（3）心电图正常。

（4）肾上腺增强 CT：右侧肾上腺内肢小结节，如图 1-10 所示。

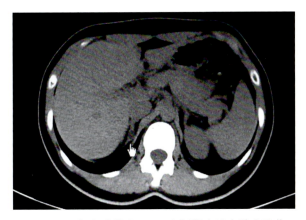

图 1-10　肾上腺增强 CT 示右侧肾上腺内肢小结节

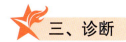

三、诊断

1. 初步诊断

（1）初步诊断：原发性醛固酮增多症（右侧肾上腺腺瘤可能）。

（2）诊断依据：患者有高血压、低血钾，查血尿醛固酮偏高，血浆肾素偏低，且不被激发，血浆醛固酮/肾素活性（ARR）大于 300，盐水试验提示盐后醛固酮不被抑制，结合患者肾上腺增强 CT 示右侧肾上腺内肢小结节，考虑"原发性醛固酮增多症（右侧肾上腺瘤）"可能。

2. 鉴别诊断

（1）库欣综合征：患者肾上腺增强 CT 示右侧肾上腺内肢小结节，但患者无满月脸、水牛背等皮质醇增多的临床表现，且化验血皮质醇（8:00、16:00、0:00）均正常，节律存在，24 小时尿皮质醇定量正常，故不考虑此病。

（2）肾血管性高血压：患者查 GFR：左肾 GFR 50.5 ml/min，右肾 GFR 55.4 ml/min。肾素低，同时肾动脉彩超未见明显异常，故不考虑肾血管性高血压。

（3）肾实质性高血压：患者化验肾功能、尿常规、24 小时尿蛋白定量均正常，排除此病。

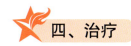

四、治疗

1. 诊疗计划

（1）螺内酯 20 mg bid po，择期行手术治疗。

（2）监测血压：患者出院后继续口服螺内酯治疗，监测血钾、血压正常（血压波动于110～120/70 mmHg）。

【进一步治疗及确诊】 患者出院后规律口服螺内酯 20mg bid，1 个月后就诊于泌尿外科行右侧肾上腺切除术，病理检查提示腺瘤。

2. 预后和随访

患者术后停用螺内酯，至今监测血钾、血压良好。

五、病例小结和知识拓展

（1）病史特点：青年女性，原发性醛固酮增多症（简称原醛症）状典型，有高血压、低血钾，查血醛固酮及 24 小时尿醛固酮偏高，血浆肾素偏低，且不被激发，ARR 大于 300，盐水试验提示盐后醛固酮不被抑制，肾上腺增强 CT 示右侧肾上腺内肢小结节。

（2）诊断考虑"原发性醛固酮增多症（右侧肾上腺瘤）"。治疗上服用抗醛固酮药物（螺内酯）有效，1 月后行右侧肾上腺切除术，病理证实腺瘤。

（3）肾上腺皮质醛固酮分泌腺瘤（APA）：病因目前不清楚，经手术可以治愈。有学者提出此腺瘤可能产生一种血管紧张素Ⅱ的促泌素。腺瘤分泌过多的醛固酮导致高血压、心血管损害，肾素抑制，钠潴留和钾排出增多，长期且严重的钾排出增多可导致低血钾的发生。

六、陈源源教授点评

此病例是以"高血压、低血钾"为特征的青年高血压病例，经过系列诊断与鉴别诊断，确诊为原发性醛固酮增多症，继发性高血压，经药物预处理后进行手术治疗，最终引起患者血压增高的继发病因得到根治，血压恢复正常。

（山西省运城同德医院　潘莉华　师静梅）

病例 10　原发性醛固酮增多症病例二

一、病例介绍

张某，男，43岁，主诉发现血压高3年，伴头晕、心悸5天。

◆ **现病史：** 患者于3年前查体时发现血压高，为140/90 mmHg，无头晕、头痛，无胸闷、气短，无耳鸣、视物模糊，未服药控制，平时血压情况不详。5天前出现头晕、心悸不适，呈持续性，活动后明显，休息后减轻，无恶心、呕吐，无视物模糊、口角歪斜，于当地诊所测血压较高，口服速效救心丸治疗，症状无明显缓解，于我院门诊就诊，给予阿替洛尔等药物治疗，症状渐缓解，1天前患者活动后再次出现头晕、心悸，为求系统治疗来我院就诊，门诊以"高血压病"收入我科。

◆ **既往史：** 发现血糖高4个月，最高达6.7 mmol/L，未服药控制，无肝炎、结核等传染病史，无其他重大外伤史，无输血史，无药物食物过敏史，预防接种史随当地。

◆ **个人史：** 出生生长于原籍，无外地久居史，生活规律，饮酒史17年，平均酒精量为200 g/d左右，无吸烟史，无毒物接触史，适龄结婚，子女体健。

◆ **家族史：** 父亲有高血压病史，母亲于71岁时因肾衰竭去世，患者姐姐有高血压病史，无结核及肝炎患者，无家族性及遗传性疾病史。

二、入院检查

1. 体格检查

体温36.6℃，脉搏80次/分，呼吸20次/分，血压169/117 mmHg。神志清，精神可，颈静脉无充盈，唇无发绀，双肺呼吸音清，未闻及干湿性音。心率80次/分，律齐，各瓣膜听诊区未闻及杂音。腹软，肝脾未触及，双肾区无叩痛，腹部未闻及血管杂音。双下肢足背动脉搏动对称，双下肢无水肿。

2. 辅助检查

心电图示窦性心律，正常心电图。

三、诊断

1. 初步诊断

（1）初步诊断：高血压病（3级，很高危）

（2）诊断依据：中年男性，发现血压增高3年。

2. 鉴别诊断

（1）嗜铬细胞瘤：该病患者可出现阵发性高血压，发作时面色苍白，全身乏力，感头晕、心悸不适，可出现心动过速，常规降压药物控制欠佳，行肾上腺彩超或CT检查可见肾上腺占位性病变。该患者有阵发性头晕、心悸不适，可完善血压骤高前后、头晕前后的血儿茶酚胺水平及肾上腺检查除外本病。

（2）原发性醛固酮增多症：该病患者血压升高不易控制，常伴有低钾血症，行安体舒通试验为阳性，给予安体舒通治疗血压可控制，行肾上腺 CT 检查可见肾上腺皮质增生性改变。该患者有早发高血压家族史，需完善肾素活性、醛固酮检查筛查本病。

（3）肾血管性高血压：该病患者血压高常由于肾血管狭窄或病变引起肾素分泌增多或水钠潴留引起，于上腹部常可闻及收缩期血管杂音，行肾动脉彩超或肾动脉造影检查可明确鉴别。该患者无水钠潴留的表现，腹部未闻及血管杂音，为该病的可能性小，可完善肾动脉超声、肾素 – 醛固酮水平进一步除外本病。

四、治疗

1. 诊疗计划

完善相关检查，排除继发性高血压可能，明确靶器官损害；控制血压、对症治疗。

【血压监测】 入院前患者间断服用缬沙坦氢氯噻嗪、阿替洛尔控制血压，血压控制欠佳，入院时血压为 169/117 mmHg，入院后给予硝苯地平控释片、缬沙坦氢氯噻嗪、美托洛尔联合控制血压治疗，入院后第 2 天血压 110/70 mmHg，患者有高血压家族史，但患者较年轻，需除外继发性高血压可能，入院后查血钾正常为 3.86 mmol/L，肾素活性 8.72 ng/ml、醛固酮 801.86 pg/ml。CT 示左侧肾上腺小结节征象。

【确诊】 最后确诊为原发性醛固酮增多症。

【进一步治疗】 继续药物控制血压，请泌尿外科会诊：鉴于患者肾上腺病变较小，无外科手术指征，定期复查肾上腺 CT。

2. 预后和随访

患者入院后第 3 天醛固酮检查明显增高，确诊原发性醛固酮增多症，加用醛固酮受体拮抗剂螺内酯 20 mg/ 次，2 次 / 日治疗，并停用硝苯地平控释片，治疗 1 周后出院，出院时血钾正常，血压 115/75 mmHg。3 个月后复查肾上腺 CT 病变变化不明显。

五、病例小结和知识拓展

患者为中年男性，发现血压增高 3 年，发病年龄较年轻，需要排除继发性高血压可能，该患者姐姐有高血压病史，有早发高血压家族史，这属于指南推荐的原发性醛固酮增多症（简称原醛症）的高危人群，需进行原醛症筛查。入院后完善常规检查发现患者血钾正常，但醛固酮较高 801.86 pg/ml，肾素活性 8.72 ng/ml，诊断为原醛症。

《中国原发性醛固酮增多症专家共识》推荐，将血清醛固酮与血浆肾素活性比值（ARR）作为原醛症的首选筛查指标。由于 ARR 诊断原醛症的灵敏度较高，且方法简单可行，特别是可在门诊开展随机检测，故能在很大程度上提高原醛症的检出率，使部分患者得到早期诊断和治疗。

该患者入院后很快完善了血清醛固酮与血浆肾素活性检查，醛固酮较高，支持原醛症的诊断。对于 ARR 筛查阳性患者需接受 1 种或以上的确诊试验以确定或排除原醛症的诊断。但对于自发性低血钾、血浆肾素低于检测下限及血浆醛固酮浓度 > 20 ng/dl（550 pmol/L）的患者无须进行确诊试验。确诊试验包括口服钠负荷试验、静脉盐水负荷试验（卧位）、氟氢可的松抑制试验及卡托普利抑制试验。该患者醛固酮较高为 801.86 pg/ml，无需进行确诊试验就可诊断为原醛症。

原醛症患者的治疗方案取决于病因和患者对药物的反应。原醛症的治疗方法有手术和药物两种。对于醛固酮瘤及原发性肾上腺皮质增生患者，首选手术治疗，如患者不愿手术或不能手术，则可予药物治疗。原醛症的治疗目标是控制血压、纠正低钾血症，减少高血压所致靶器官损伤；阻断醛固酮作用，抑制过量醛固酮所致心血管负面效应。

该患者入院时我们考虑到了原醛症的诊断，入院后即给予了药物联合控制血压、阻断醛固酮作用等治疗措施，同时请外科会诊协助治疗，鉴于患者肾上腺病变较小，无外科手术指征，3月后复查肾上腺CT病变无明显变化。原醛症是目前临床常见的一种内分泌性高血压疾病，属于继发性高血压的一种。与原发性高血压对比，原醛症对器官所造成的损害更加严重；与原发性高血压患者对比，原醛症患者更容易发生心脑血管疾病和心律失常。因此，早期诊断和发现原醛症，及时获得有效的治疗，是减少并发症的关键所在。

六、陈源源教授点评

患者为中年高血压患者，舒张压明显增高。住院筛查及发现血浆醛固酮明显增高，肾上腺CT显示小结节，诊断为原醛症，给予醛固酮受体拮抗剂螺内酯后血压控制良好，血钾正常。原则上，筛查继发性高血压前通常应停用可能影响内分泌激素水平的降压药物，如利尿剂、钙拮抗剂、β受体阻滞剂及RAS阻滞剂等，用不影响激素分泌的非二氢吡啶类钙拮抗剂替代治疗一段时间后，方进行激素检测及肾上腺皮质功能性检测，如盐水负荷试验、卡托普利抑制试验等，进行内分泌相关高血压筛查。盐皮质激素受体拮抗剂如螺内酯对男性有一定的药物相关不良反应，如乳腺发育、勃起功能障碍等，在临床应用中需注意。

（滨州医学院附属医院　徐会圃　马宝新）

病例 11　主动脉夹层

一、病例介绍

雷某，男，70岁，主诉胸骨后疼痛1天。

- **现病史**：患者入院前1天无明显诱因出现胸骨后疼痛，程度剧烈，伴出汗、气短，症状持续不缓解，无头痛、头晕，无咳嗽、咳痰、咯血，无恶心、呕吐，无腹痛、腹泻，无反酸、烧心的症状，就诊于某医院，给予输液镇痛对症治疗后，3～4小时后症状稍缓解，多次行心电图检查示窦性心律，V1-V3导联T波双向，二度Ⅰ型房室传导阻滞，无动态演变，心肌酶各项指标正常。为求进一步诊治，就诊于我院，以"胸痛待查"收住综合性重症监护病房（CCU）。
- **既往史**：患者既往高血压病史10余年，最高达180/110 mmHg，平素不规律口服硝苯地平缓释片调节血压，血压控制情况不详；3年前行呼吸睡眠监测，诊断为"睡眠呼吸暂停低通气综合征"。
- **个人史**：吸烟40余年，约10支/日，偶饮酒。
- **家族史**：父母患高血压。

二、入院检查

1. 体格检查

体温36.3℃，脉搏59次/分，呼吸20次/分，血压153/62 mmHg（左上肢），150/70 mmHg（右上肢）。痛苦面容，颈静脉无充盈，双肺呼吸音清，未闻及干湿性音。心界不大，心率59次/分，心律齐，心音低钝，各瓣膜听诊区未闻及杂音。腹部查体未见异常体征，四肢肌力及肌张力正常。生理反射存在，病理反射未引出。四肢血压无差异，双侧足背动脉波动尚可。

2. 辅助检查

心电图检查结果如图1-11所示。

三、诊断

1. 初步诊断

初步诊断结果如下：

（1）胸痛原因待查：①急性冠状动脉综合征？②急性肺栓塞？③主动脉夹层？

（2）高血压3级（很高危组）。

（3）心律失常：窦性心动过缓，二度Ⅰ型房室传导阻滞。

（4）睡眠呼吸暂停低通气综合征。

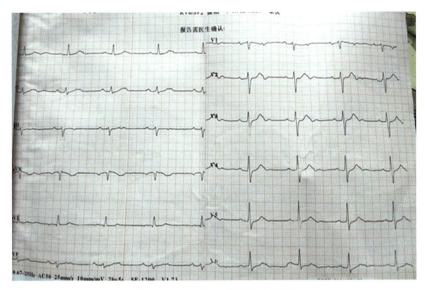

图 1-11　入院心电图检查结果

2. 鉴别诊断

（1）急性肺栓塞：可表现为气短、胸痛、晕厥、咳嗽、咳血，典型心电图表现为 $S_I Q_{III} T_{III}$，V1-V4 T 波倒置，血气、D- 二聚体等异常。该患者有典型的胸痛症状，D- 二聚体较高暂不能排除。

（2）急性心肌梗死：患者表现为胸骨后疼痛，程度剧烈，可有肩背部放射痛，持续时间较长，含服硝酸酯类药物缓解不明显，心电图可呈动态演变，心肌坏死标志物为阳性，若有休克外貌则血压常低，不引起两侧脉搏不等，据患者症状、心电图、化验结果暂不考虑该病。

（3）急腹症：主动脉夹层累及腹主动脉及其大分支时，可引起各种急腹症样临床表现，易误诊为肠系膜动脉栓塞、急性胰腺炎、急性胆囊炎、消化性溃疡穿孔及肠梗阻等。

（4）主动脉夹层：该病多继发于高血压患者，以剧烈胸痛起病，颇似急性心肌梗死，但疼痛一开始就达到高峰，常放射到背、腹、腰和下肢，双上肢和脉搏可有明显差别，少数有主动脉瓣关闭不全，可有下肢暂时性瘫痪和偏瘫，目前该患者不能排除该病。

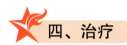

四、治疗

1. 诊疗计划

（1）完善相关化验：血常规、生化、心肌梗死三项、血气分析、心肌酶、B 型尿钠肽（BNP）、D-二聚体、传染病系列等化验。

（2）完善相关检查：肺动脉及主动脉 CT 造影、床旁胸片、心电图检查。

（3）一般治疗：特级护理、重症监护、病重通知家属，心电、血压、血氧饱和度监测，持续吸氧 2～3 L/ 分。

（4）药物治疗：调节血压、抗凝、补充能量、改善心肌代谢、抑酸保护胃黏膜等对症治疗，依据化验结果进一步调整治疗方案。

【进一步检查结果】

（1）床旁胸片检查未见明显异常。

（2）5月1日、2日心电图检查结果均显示：窦性心律，心电轴正常，心电图不正常，二度Ⅰ型房室传导阻滞。

（3）血常规、凝血系列、D-二聚体、心肌梗死三项、BNP、生化八项、血气分析检查结果分别如表1-6至表1-8所示。

（4）肺动脉及主动脉CTA结果（图1-12）：两肺段及段以上肺动脉CTA未见异常。

（5）主动脉夹层（Stanford B型）：增强扫描左侧颈总动脉起始层面，主动脉弓前缘见一坡口，从主动脉弓上缘、左锁骨下动脉起始段、降主动脉至腹主动脉、双侧髂总动脉（髂内外动脉分叉层面）管腔内可见迂曲走行的低密度影，将管腔分成真、假两个腔隙，其内可见内膜片，假腔较真腔略大。腹支，双侧肾动脉、肠系膜上下动脉显影尚可。

表1-6　血常规检查结果

项目名称	检验结果	正常参考区间	单位
白细胞（WBC）	16.05 ↑	3.5～9.5	$\times 10^9$/L
红细胞（RBC）	4.63	4.3～5.8	$\times 10^{12}$/L
血红蛋白（HGB）	146	130～175	g/L
红细胞压积（HCT）	40.2	38～50	%
红细胞平均体积（MCV）	86.8	82～100	fl
红细胞平均血红蛋白量（MCH）	31.5	27～34	pg
红细胞平均血红蛋白浓度（MCHC）	363 ↑	316～354	g/L
血小板计数（PLT）	212	125～350	$\times 10^9$/L
中性粒细胞绝对值（NEUT）	14.33 ↑	1.8～6.3	$\times 10^9$/L
淋巴细胞绝对值（LYMPH）	0.96 ↓	1.1～3.2	$\times 10^9$/L
单核细胞绝对值（MONO）	0.76 ↑	0.1～0.6	$\times 10^9$/L
嗜酸性粒细胞绝对值（EO）	0 ↓	0.02～0.52	$\times 10^9$/L
嗜碱性粒细胞绝对值（BASO）	0	0～0.06	$\times 10^9$/L
中性粒细胞比率（NEUT）	89.3 ↑	40～75	%
淋巴细胞比率（LYMPH）	6 ↓	20～50	%

表1-7　凝血系列、D-二聚体、心肌梗死三项、BNP检查结果

项目名称	检验结果	正常参考区间	单位
肌酸激酶同工酶（CK-MB）	<5	<5	ng/ml
N-末端脑利钠肽前体（BNP）	618 ↑	<300	pg/ml
心肌肌钙蛋白1（cTn1）	<1	<1	ng/ml
肌红蛋白（MYO）	64.2 ↑	<50	ng/ml

表 1-8　生化八项、血气分析检查结果

项目名称	检验结果	正常参考区间	单位
钾（K）	3.09↓	3.5～5.3	mmol/L
血淀粉酶（AMY）	72	35～135	IU/L
钠（Na）	139	137～147	mmol/L
氯（Cl）	102	99～110	mmol/L
钙（Ca）	2.22	2.2～2.7	mmol/L
二氧化碳结合力（CO_2CP）	18.0↓	22～30	mmol/L
血糖（Glu）	10.70↑	3.90～6.11	mmol/L
尿素（Urea）	6.1	3.6～9.5	mmol/L
肌酐（CREA）	73	57～111	μmol/L
酸碱度（pH）	7.54↑	7.35～7.45	
二氧化碳分压（PCO_2）	23.0↓	35～45	mmHg
氧分压（PO_2）	77↓	80～100	mmHg
细胞外液剩余碱（BEecf）	-2.9	/	mmol/L
血浆碳酸氢根（HCO_3^-）	19.4↓	21.4～27.3	mmol/L
总二氧化碳（TCO_2）	17.3↓	24～32	%
氧饱和度（O_2sat）	97.1	91.9～99	%
血浆乳酸测定（LAC）	2.9↑	0.5～1.6	mmol/L

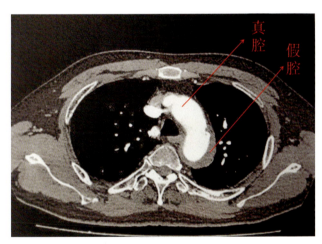
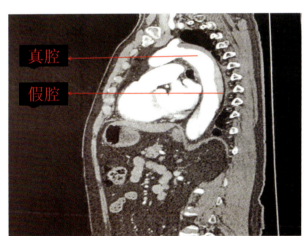

图 1-12　肺动脉及主动脉 CTA

【诊断思路】

（1）患者血常规提示血象较高，但床旁胸片未见异常，患者无发热、咳嗽、咳痰等症状，肺部查体未见异常体征，考虑与应激有关，定期复查，暂不处理。

（2）D-二聚体较高，但肺动脉及主动脉 CTA 结果提示主动脉夹层，排除肺栓塞。患者有睡眠呼吸暂停低通气综合征，考虑 D-二聚体升高与长期缺氧、主动脉夹层假腔内血栓形成有关。

（3）血气分析提示存在代谢性碱中毒及低氧血症，考虑与发病导致过度通气有关，已给予吸氧、镇静治疗。

（4）生化结果显示存在低钾血症，给予静脉＋口服补钾。

2. 药物治疗

（1）调节血压：替米沙坦片 40 mg po qd；硝苯地平控释片 30 mg qd po；0.9% 氯化钠注射液 200 ml+ 注射用单硝酸异山梨酯注射液 40 mg ivgtt qd；0.9% 氯化钠注射液 50 ml+ 注射用硝普钠 50 mg（0.6 ml/h 开始）微量、持续泵入，依据血压进行调节。

（2）抗凝：低分子量肝素钙注射液 4100 U IH q12 h（患者胸痛发作时未能除外急性冠状动脉综合征，完善主动脉 CTA 明确病因后即停止）。

（3）镇静：地西泮片 2.5 mg po tid；0.9% 氯化钠注射液 3 ml+ 地西泮注射液 3 ml iv 必要时。

（4）纠正电解质紊乱：补钾（氯化钾缓释片 500 mg po tid）。

（5）护胃：0.9% 氯化钠注射液 100 ml+ 泮托拉唑钠注射液 60 mg ivgtt qd 20～30 滴/分。

（6）营养心肌：5% 葡萄糖注射液 200 ml+ 维生素 C 注射液 2g+ 维生素 B_6 注射液 200 g+ 门冬氨酸钾镁注射液 20 ml+ 氯化钾注射液 6 ml ivgtt qd 20～30 滴/分。

（7）营养支持：复方氨基酸注射液（18AA-I）250 ml ivgtt qd 20～30 滴/分。

（8）通便治疗：二甲硅油片 50 mg po tid。

3. 手术治疗

于 2017 年 5 月 2 日全身麻醉下行主动脉夹层腔内隔绝术。术前留置尿管。术后观察患者一般情况，血压变化。

【药物治疗调整】

（1）患者病情逐渐稳定，于 2017 年 5 月 5 日拔除尿管。患者血压逐渐下降，为预防硝普钠用量过度导致氰化物中毒，于 2017 年 5 月 8 日停用。

（2）替米沙坦片 40 mg po qd 加量至 40 mg po bid；硝苯地平控释片 30 mg po qd 加量至 30 mg po bid。

（3）2017 年 5 月 10 日病情基本稳定，减少输液量、停用镇静、通便药。复查血常规、生化八项、BNP，异常指标基本转正常，复查心电图转正常。

五、病例小结和知识拓展

正常人体动脉血管有 3 层：内膜是薄而容易受损的内皮细胞层；中膜较厚，由弹力组织呈螺旋状排列形成，以顺应血管腔直径的改变（扩张或挤压）；外膜稍厚，保持血管壁的张力及形状的结缔组织。三层结构紧密贴合，共同承载血流的通过。

（1）定义

主动脉夹层（aortic dissection，AD）是指主动脉腔内血液从主动脉内膜撕裂处进入主动脉中层，使中膜分离，并沿主动脉长轴方向扩展，形成主动脉壁的二层分离状态。AD 是当前最复杂、最危险的心血管疾病之一。AD 的平均年发病率为（0.5～1）/10 万，在美国每年至少发病 2000 例。AD 最常发生在 50～70 岁的男性，男女比约为 3：1，40 岁以下的比较罕见，此时应除外有家族史者及 Marfan 综合征或先天性心脏病等。40 岁以下的 AD 患者 50% 发生于妊娠女性。

（2）病因、病理

主动脉夹层病因、病理至今未明，但其可能病因包括高血压（80%主动脉夹层患者有高血压）、动脉粥样硬化、主动脉中层囊性变性（不少患者有囊性中层坏死如Marfan综合征）、遗传因素、妊娠，主动脉炎，创伤等。发病诱因有用力解大便、情绪激动、发热、咳嗽、劳累、外伤等。本病主要表现为主动脉内膜撕裂与中层的退行性变，当内膜有破口或溃疡，血液渗入主动脉中层形成血肿。任何破坏中层弹性或肌肉成分完整性的疾病进程或其他条件，会使主动脉分离，如主动脉壁滋养血管破裂，在主动脉壁内形成血肿者或外伤等。

（3）分型和分类

①主动脉夹层根据病变部位和扩展范围将本病分为三型，Ⅰ型：内膜破口位于升主动脉，扩展范围超越主动脉弓，直至腹主动脉，此型最为常见；Ⅱ型：内膜破口位于升主动脉，扩展范围局限于升主动脉或主动脉弓；Ⅲ型：内膜破口位于降主动脉峡部，扩展范围累及降主动脉和（或）腹主动脉。

②主动脉夹层根据解剖位置分为近端夹层和远端夹层。近端夹层包括DeBakey Ⅰ型和Ⅱ型或Stanford A型；远端夹层包括DeBakey Ⅲ型或Stanford B型。

③主动脉夹层根据病程可分为急性期（起病2周以内）、慢性期（起病超过2个月）、亚急性期（主动脉夹层2周至2个月以内）。未经治疗的AD患者，发病第一个24小时内每小时死亡约1%，半数以上一周内死亡；约70%两周内死亡；约90%一年内死亡。可见该病为心血管疾病中致命的急症之一。

（4）临床症状和体征

主动脉夹层临床症状呈多样性、复杂性，易漏诊、误诊，包括心血管症状、神经症状、压迫症状、高血压、疼痛等。主动脉夹层体征主要有血压与脉搏、心脏体征、胸部体征、腹部体征、神经系统体征。

①疼痛：疼痛部位有时可提示撕裂口的部位。仅前胸痛提示在升主动脉；颈、喉、颌或脸疼痛强烈提示升主动脉；肩胛部最痛者，90%以上在降主动脉；背、腹或下肢痛强烈提示在降主动脉。极少数患者仅诉有胸痛，可能是升主动脉夹层的外破口破入心包腔而导致的心脏压塞的胸痛，有时易忽略本病，应引起重视。

②血压变化：血压下降程度常与症状表现不平行。发病时血压可骤然升高，达200/110 mmHg以上。近端型夹层累及锁骨下动脉时，一侧上臂可呈低血压，如延伸到髂总动脉，下肢血压降低，并感觉下肢麻木和乏力。

③杂音的出现：心前区、胸、腹及背部可出现杂音。心脏杂音多为主动脉瓣受累所致的主动脉瓣返流性杂音；胸、腹、背部的杂音多为动脉受压狭窄引起。

④其他系统损害：由于夹层血肿的扩展可压迫邻近组织或波及主动脉大分支，出现不同的症状与体征，致使临床症状错综复杂。主动脉夹层所累及的血管受压，或扩张的假腔压迫真腔，可出现相应脏器缺血的表现。

（5）诊断

①影像学诊断：常规的实验室检查对AD的诊断帮助不大，胸部平片仅有辅助诊断价值。目前可用于此的诊断方法包括：主动脉造影术、计算机体层摄影（CT）、磁共振成像（MRI）、经胸或经食管的超声心动图（UCG）、血管内超声。主动脉造影的突出优点是确诊AD首要、准确、可靠的诊断方法，早期报道其敏感性和特异性为88%和95%。其缺点为有创性检查，有潜在危险性，且准备及操作费时，目前已少用于急诊。CT诊断AD敏感性为83%～94%，特异性为87%～100%。MRI的敏

感性和特异性均为98%，目前被认为是诊断主动脉夹层分离的金标准。经胸腔超声心动图敏感性仅为59%～85%，特异性为77%。目前认为，经食管超声心动图（TEE）是一项能在急诊室完成的快速、准确、简便的诊断方法，且能为心血管外科提供有价值的信息，对评估AD是一项易行且成功率高的诊断技术。其诊断AD的敏感性达到98%～99%，特异性达77%～97%。血管内超声是最近发展的一项新技术，可以确定病变主动脉的解剖细节和夹层分离的范围。

②诊断要点：A.高血压患者突发胸背及上腹部撕裂样痛，镇痛剂不能缓解；B.疼痛伴休克样证候，而血压反而升高或正常或稍降低；C.短期内出现主动脉瓣关闭不全和（或）二尖瓣关闭不全的体征，可伴有心力衰竭；D.突发急腹症、神经系统障碍、急性肾衰竭或急性心包填塞等；E.胸片显示主动脉增宽或外形不规则；F.本病确诊有赖于影像学诊断技术。

（6）治疗要点

药物治疗是怀疑AD或确诊AD后能立即进行的治疗。对于无并发症的远端夹层疗效明确，不亚于外科治疗。长期适当的药物治疗也是改善慢性夹层预后的重要措施。AD的药物治疗有两个主要目标：一是降低血压至患者能耐受的最低水平，使主动脉壁压力尽可能低；二是抑制心脏左室收缩，降低左心室压力增高率（dp/dt），使搏动性张力下降。较理想的药物为β受体阻滞剂或其他同时具有负性肌力、抗高血压作用的药物，如钙通道阻滞剂、利尿剂控制血压、血管紧张素转换酶抑制剂、血管紧张素受体拮抗剂，以及镇静剂、通便药和对症及支持治疗。本例患者合并有缓慢性心律失常，故未予以使用β受体阻滞剂。

药物治疗指征：①无并发症的DeBakey Ⅲ型AD；②稳定的、孤立的主动脉弓夹层；③稳定的慢性夹层；④病情已不可能实施手术。

手术治疗指征：近端夹层分离首选手术治疗。远端夹层分离伴下列情况需选手术治疗：进展的重要脏器损害，局部压迫症状，直径大于5 cm，动脉破裂或接近破裂（如囊状主动脉瘤形成），主动脉瓣返流，逆行进展至升主动脉，Marfan综合征的夹层分离观察并无显著区别。急性期应内科治疗，期间若出现主动脉破裂、主动脉进行性扩张、不能控制的胸背疼痛和高血压，则必须立即中转手术。近年来，血管腔内介入技术的迅速发展，使部分DeBakey Ⅲ型患者经血管腔内介入疗法治愈。

血管内导管介入治疗的优点是导管介入手术创伤小、恢复快，多数患者能耐受，并避免了外科手术过程可能导致的一些并发症。Stanford A型需要外科手术治疗。Debakey Ⅰ型手术方式为升主动脉+主动脉弓人工血管置换术+改良支架象鼻手术。Debakey Ⅱ型手术方式为升主动脉人工血管置换术。如果合并主动脉瓣关闭不全或冠状动脉受累，同时需做主动脉瓣置换术和Bentall's手术。

（7）出院指导

①指导患者出院后以休息为主，活动量要循序渐进，注意劳逸结合。

②嘱低盐低脂饮食，并戒烟、酒，多食新鲜水果、蔬菜及富含粗纤维的食物，以保持大便通畅。

③指导患者学会自我调整心理状态，调控不良情绪，保持心情舒畅，避免情绪激动。

④按医嘱坚持服药，控制血压，不擅自调整药量。

⑤教会患者自测心率、脉搏，有条件者置血压计，定时测量。

⑥定期复诊，若出现胸、腹腰疼症状及时就诊。

⑦患者病后生活方式的改变需要家人的积极配合和支持，指导患者家属给患者创造一个良好的休养环境。

六、陈源源教授点评

（1）本例主动脉夹层经过及时的诊断，合理的药物治疗与手术结合，患者得到及时救治。

（2）主动脉夹层的抢救核心是及时有效地控制血压及降低心室收缩力，降低主动脉破口处的剪切力，防止夹层假腔扩张、撕裂。

（3）药物治疗的基本原则：快速、平稳、联合用药。首选 β 受体阻滞剂，或联合应用乌拉地尔、硝普钠等血管扩张剂，尽快将收缩压控制到 100～120 mmHg，心率尽量控制在 50～60 次/分。

（山西省汾阳医院　李建国）

病例 12　病例诊治探讨——恶性高血压

一、病例介绍

张某，女，42岁，主诉胸闷，气短，咳嗽，浮肿，颜面苍白7天。

- **现病史**：患者7天前（2004年12月11日）无明显诱因出现劳力性气短，并咳嗽，咳白色泡沫痰，继而出现夜间阵发性呼吸困难，食欲不振，上腹胀满，就诊于当地卫生所，考虑"支气管炎"，给予抗感染及对症治疗后（用药及用量不详），气短有所减轻。次日静滴液体中突然出现意识不清，左上肢抽搐，尿失禁1次，持续5～6分钟意识转清，其后继续静滴药物，患者出现视物模糊，呼吸困难，不能平卧，咳粉红色泡沫痰，伴心悸、头痛、恶心欲吐。急诊于当地"气管炎医院"住院治疗，测血压260/130 mmHg，颜面苍白，双下肢及面部浮肿。肾功能：尿素氮（BUN）9.4 mmol/L，肌酐578μmol/L，电解质未测。B超：双肾皮髓质分界不清，诊断"高血压病""肾功能衰竭"。静滴"硝普钠""呋塞米"（量不详），口服"卡托普利"等药物后（院外用药），尿量增多（量不详），血压下降，收缩压为130～140 mmHg，心悸、气短减轻。为进一步诊治，于2004年12月17日转入我院，自发病以来，无发热、皮疹、关节疼痛；精神、食欲欠佳，睡眠一般，大便正常，近1个月夜尿增多，3次/晚（量不详），近1周尿量明显减少，每日尿量800 ml左右。
- **既往史**：无高血压、心脏病史；无肾炎病史；无肝炎、结核病史；无药物过敏史；无外伤及输血史。
- **个人史**：生长于本地，无外地居住史，无特殊生活嗜好。
- **月经史**：17岁初潮，平素月经规律，量适中，无痛经史。
- **婚育史**：已婚，婚后孕5产4，夭折1人，配偶及子女体健。
- **家族史**：无遗传病及传染病史。

二、入院检查

1. 体格检查

血压172/102 mmHg，脉搏96次/分，呼吸22次/分，体温36.2℃，神志清楚，轻度贫血貌，面部浮肿，双肺呼吸音粗，双肺背底部可闻及少许干湿性音。心率96次/分，心界向左侧扩大，心律齐，心音有力，心尖部可闻及Ⅱ级收缩期吹风样杂音。腹部无压痛及反跳痛，移动性浊音阴性，肝脾未触及，肝区无叩痛，双肾区叩击痛。双下肢轻度水肿，生理反射存在，病理反射阴性。

2. 辅助检查

（1）心电图（2004年12月17日）：左心室肥厚，继发性ST-T改变。

（2）彩色超声心电图（2004年12月18日）：左心室壁对称性增厚，左房、左室轻度增大，心包积液（少量），左心顺应性减低。

（3）肝肾 B 超：双肾弥漫性病变，肝内血管瘤。

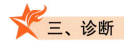 三、诊断

1. 初步诊断

（1）初步诊断：①心脏病待定性、急性左心力衰竭；②恶性高血压，高血压性肾损害；③急进性肾炎？

（2）诊断依据：①中年女性，起病急，无高血压病史，有夜尿增多史；②夜间阵发性呼吸困难，咳粉红色泡沫样痰，心界向左扩大；③轻度贫血貌，浮肿，高血压，低蛋白血症、蛋白尿（当时尿蛋白定量不能做）、血尿，肾功能异常。

2. 鉴别诊断

（1）急进性肾炎：同样可有血尿、蛋白尿和肾功能急剧受损以致依赖透析。但急进性肾炎患者肾受累表现重，可出现少尿/无尿，虽多数患者可有高血压，但很少舒张压达到 130 mmHg，部分患者血清抗中性粒细胞胞浆抗体（ANCA）和抗肾小球基底膜抗体阳性，及时肾活检可以鉴别。

（2）系统性红斑狼疮肾炎：多见于 20～40 岁女性，可出现肾病综合征，常有发热及特征性颊部蝶形红斑，可有关节疼痛，累及心脏、肺部、神经系统、消化系统、血液系统、眼部多系统损害，进一步免疫学检查、肾活检以明确诊断。

（3）恶性高血压：此病多见于年轻人，某些缓进型高血压和继发性高血压也可在其病程中的某一阶段转变为恶性高血压。周围血管阻力和舒张压明显增高，舒张压多持续在 120～130 mmHg 以上；有视网膜出血、渗出物及视乳头水肿；病情发展迅速，易合并心、脑、肾损害而出现心力衰竭、肾功能不全、高血压脑病、主动脉夹层等并发症；少数危重患者可有弥散性血管内凝血、微血管溶血性贫血征及面色苍白等。需进一步查眼底、肾穿刺活检以明确诊断。

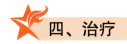 四、治疗

1. 诊疗计划

（1）低盐、低脂、低蛋白、高热量饮食。

（2）规律监测血压，静脉点滴硝普钠，静注呋塞米，根据血压调整药物用量，修正治疗方案。

【进一步检查思路】

（1）患者有肾病综合征表现，但无发热、皮疹、关节痛等多系统损害表现，进一步完善 ANA、ds-DNA、ENA 等免疫学检查，肾活检除外系统性红斑狼疮、狼疮性肾炎、急进性肾炎。

（2）患者为中青年女性，发病后血压高达 260/130 mmHg，舒张压持续≥130 mmHg，且有心脑、肾损害，进一步检查眼底、肾活检以明确诊断。

进一步检查结果如下：

（1）2004 年 12 月 21 日眼底检查：双眼底有血渗出，Ⅳ级视乳头水肿。

（2）2004 年 12 月 24 日在 B 超引导下行肾活检术：提示高血压性肾损害，恶性高血压。

（3）肾穿刺病理检查：①肾小叶间动脉纤维素样坏死，血栓形成，弥漫动脉内膜葱皮样增厚、水肿、管腔狭窄；②局灶性肾小球纤维素样坏死，弥漫性肾小球缺血征，内皮细胞肿胀，局灶肾小球硬化；

③中度肾小管间质病变。病理诊断为高血压性肾损害、恶性高血压。

（4）血压及尿量检测：①血压监测：2004年12月17日至2004年12月25日血压150～180/100～120 mmHg。2004年12月26日至2005年1月11日上午血压120～157/70～97 mmHg，下午120～142/70～80mmHg。②尿量监测：2004年12月17日尿量1300 ml，2004年12月18日尿量2300 ml，2005年1月2日尿量最多达3500 ml，2005年1月10日尿量3100 ml。

【确诊】①恶性高血压；②高血压性心脏病；③急性左心力衰竭；④高血压性肾损害；⑤急性肾衰竭。

【治疗经过】入院静脉输注硝普钠，起始剂量为0.5 μg/(kg·min)，根据血压监测每5分钟调整一次，最大量用为5 μg/(kg·min)，静脉滴注呋塞米40～80 mg/d，血压130～160/90～100 mmHg时，改为口服降压药（硝苯地平缓释片20 mg bid po；琥珀酸美托洛尔25 mg bid po；硝酸异山梨酯片10 mg tid po；双嘧达莫75 mg tid po；辛伐他汀40 mg qd po）。患者当时血压高、急性左心力衰竭，院外给予降压、利尿治疗后，尿量增多，肾功能好转，心功能缓解，卡托普利在肾功能严重减退患者中应谨慎使用，故改为依那普利5 mg bid po观察，进入多尿期后，口服氯化钾1.0 g tid po；葡萄糖酸钙1.0 g tid po。病情稳定后出院。2005年1月16日复查，电解质：钾4.85 mmol/L，钠140.8 mmol/L，氯103.9 mmol/L，钙2.34 mmol/L，二氧化碳结合力22.6 mmol/L；肾功能：尿素氮10.8 mmol/L，肌酐160 μmol/L，尿酸320.6 μmol/L。病情稳定后出院。

2. 预后和随访

患者预后较差，需定期复查肾功能、电解质、血常规，规律监测血压，根据病情调整治疗方案。随访2个月时肾功能、尿常规正常，血压稳定在120～140/70～80 mmHg。近10年来失访。

2016年8月26日患者再次住院，其检查结果：①血常规：白细胞3.41×10^9/L，红细胞2.23×10^{12}/L，血红蛋白73.2 g/L；尿蛋白定量2.1 g/d；24小时尿量2400 ml。②电解质：钾4.65 mmol/L，钠140.8 mmol/L，氯113.9 mmol/L，钙2.34 mmol/L，磷1.46 mmol/L，二氧化碳结合力15 mmol/L。③肾功能：尿素氮27.35 mmol/L，肌酐479 μmol/L，尿酸378.06 μmol/L；血浆总蛋白56.52 g/L，血浆白蛋白38.98 g/L。④血脂：总胆固醇3.28 mmol/L，甘油三酯0.76 mmol/L，低密度脂蛋白1.96 mmol/L，高密度脂蛋白1.53 mmol/L；纤维蛋白原2.875 g/L，D-二聚体586.45 ng/ml（正常≤500 ng/ml）。⑤贫血三项：铁蛋白48.97 ng/ml，维生素B_{12} 231 pg/ml，叶酸＞40 ng/ml；⑥甲状旁腺激素27.51 pmol/L。⑦上腹部彩超：双肾弥漫性病变，双肾萎缩。⑧心脏彩超：左房扩大，二尖瓣少许返流。给予低盐、低脂、低蛋白（0.6 g/kg）、高热量（30～35 kcal/kg）饮食，加复方α-酮酸2.52 g/3次随饭吃，碳酸氢钠2 g/3次，硝苯地平缓释片20 mg/2次，硝酸异山梨酯片10 mg tid po，特拉唑嗪片4 mg每晚一次，叶酸5 mg/d，维生素B_{12} 50 μg/d，琥珀酸亚铁0.2 g/2次，碳酸钙片0.5 g/3次随饭吃，每周皮下注射促红细胞生成素3000 U/3次，初始降压治疗，患者院外长期联合使用硝苯地平缓释片、氯沙坦钾片及琥珀酸美托洛尔，且电解质正常，无高血钾，故继续使用氯沙坦钾片治疗。建议患者做动静脉内瘘术，做血透前准备。出院时血压140/90 mmHg。

2016年10月21日行右前臂动静脉内瘘成形术。

2016年11月4日再次于我科住院，出现心力衰竭，重度贫血（血色素60 g/L），电解质紊乱，酸中毒。电解质：钾4.1 mmol/L，钠136.3 mmol/L，氯107.3 mmol/L，钙1.8 mmol/L，磷1.76 mmol/L，二氧化碳结合力15.2 mmol/L。肾功能：尿素氮25.07 mmol/L，肌酐775 μmol/L，尿酸352.29 μmol/L，β-2微球蛋白14.63 mg/L，血浆总蛋白58.08 g/L，血浆白蛋白38.95 g/L。心脏彩超：左心扩大，心包腔积液。

因内瘘不成熟，患者拒绝插管透析。给予低盐、低脂、低蛋白（0.6 g/kg）、高热量（30～35 kcal/kg）饮食，加复方α-酮酸2.52 g/3次随饭吃，碳酸氢钠2 g/3次，硝苯地平缓释片20 mg/2次，硝酸异山梨酯片10 mg tid po，特拉唑嗪片4 mg每晚一次，琥珀酸美托洛尔25 mg/2次，呋塞米40 mg/2次，叶酸5 mg/d，维生素B_{12} 50 μg/d，琥珀酸亚铁0.2 g/2次，碳酸钙片0.5 g/3次随饭吃，每周皮下注射促红细胞生成素3000 U/3次，观察24小时尿量2100 ml，血压162～172/89～102 mmHg，心力衰竭好转出院。患者有慢性心力衰竭且血钾正常，院外联合使用硝苯地平缓释片、氯沙坦钾片及琥珀酸美托洛尔长达十余年病情稳定，RAAS受体阻断剂及β受体阻滞剂这两类药物可以有效抑制RAAS系统作用，有效控制血压，促使肾功能恢复。

2017年1月3日患者病情加重，再次出现心力衰竭，肺部感染，住我科治疗，血压175/117 mmHg，每日尿量1900 ml。血常规：白细胞$5.64×10^9$/L，中性粒细胞比率75.21%，红细胞$1.75×10^{12}$/L，血红蛋白51 g/L，血小板$67×10^9$/L。电解质：钾5.1 mmol/L，钠136.7 mmol/L，氯107 mmol/L，钙1.82 mmol/L，磷1.62 mmol/L，二氧化碳结合力15.2 mmol/L。肾功能：尿素氮36.59 mmol/L，肌酐1342 μmol/L，尿酸376.34 μmol/L；血浆总蛋白48.94 g/L，血浆白蛋白32.92 g/L。血脂：总胆固醇3.4 mmol/L，甘油三酯0.6 mmol/L，低密度脂蛋白2.03 mmol/L，高密度脂蛋白1.46 mmol/L。贫血三项：铁蛋白224.24 ng/ml，维生素B_{12} 959 pg/ml，叶酸＞40 ng/ml。甲状旁腺激素50.96 pmol/L。胸片提示肺部感染。心脏彩超：左心房、左心室扩大，升主动脉增宽，二、三尖瓣返流，少量心包积液，肺动脉高压。

调整治疗方案：①低盐（5 g/d）、低脂、优质蛋白（0.6 g/kg，血液透析后改为1.2 g/kg）饮食；持续吸氧、心电监护；②静脉输浓缩红细胞4 U；③静脉输注头孢哌酮钠舒巴坦钠1.5 g bid；静脉注射呋塞米40 mg qd；口服特拉唑嗪片4 mg每晚一次，硝苯地平控释片30 mg/2次，单硝酸异山梨酯片10 mg tid，琥珀酸美托洛尔25 mg/2次，碳酸氢钠2 g/3次，叶酸5 mg/d，维生素B_{12} 50 μg/d，琥珀酸亚铁0.2 g/2次，碳酸钙片0.5 g/3次随饭吃；骨化三醇0.25 μg/d，每周皮下注射促红细胞生成素3000 U/3次；④2017年1月9日，尿量减少，每日尿量1000 ml，停用呋塞米，开始诱导血液透析，因患者心力衰竭严重故将特拉唑嗪片改为贝那普利10 mg/d口服，病情稳定后改为每周三次血液透析。患者尿量逐渐减少，每日尿量500 ml左右，病情平稳，心力衰竭纠正后出院。门诊维持性血液透析如表1-9、表1-10所示。

表1-9 透析日血压检测结果

日期	干体重（kg）	透析前血压（mmHg）	脱水量（kg）	透析后血压（mmHg）
2017.7.20	54.8	144/89	3	134/92
2017.7.22	54.8	150/97	3	127/94
2017.7.25	54.8	160/100	3（体重增加3.4）	127/85

表1-10 非透析日血压检测结果及早晨便后体重

日期	体重（kg）	早上血压（mmHg）	下午血压（mmHg）	晚上血压（mmHg）
2017.7.19	56.4	130/95	140/90	140/95
2017.7.21	56.41	120/80	135/90	130/90
2017.7.23	55.8	140/95	135/90	140/95
2017.7.24	57.4	145/95	130/90	135/92

维持性血液透析生化指标如下：

（1）2017年3月2日：白细胞 6.36×10⁹/L，中性粒细胞比率 81.21%，红细胞 3.48×10¹²/L，血红蛋白 107 g/L，血小板 140×10⁹/L。二氧化碳结合力 20.9 mmol/L。电解质：钾 5.26 mmol/L，钠 149.6 mmol/L，钙 1.76 mmol/L，磷 1.98 mmol/L。血浆总蛋白 62.93 g/L，血浆白蛋白 42.49 g/L。

（2）2017年4月6日：白细胞 5.38×10⁹/L，中性粒细胞比率 76.51%，红细胞 3.59×10¹²/L，血红蛋白 111 g/L，血小板 153×10⁹/L。二氧化碳结合力 15.2 mmol/L。电解质：钠 140.8 mmol/L，钾 5.03 mmol/L，钙 2.16 mmol/L，磷 2.51 mmol/L。

2017年5月16日：白细胞 5.94×10⁹/L，中性粒细胞比率 72.91%，红细胞 3.56×10¹²/L，血红蛋白 105 g/L，血小板 126×10⁹/L。二氧化碳结合力 15.9 mmol/L。电解质：钠 138.7 mmol/L，钾 5.25 mmol/L，钙 192 mmol/L，磷 1.99 mmol/L。肾功能：尿素氮 22.13 mmol/L，肌酐 966 μmol/L，尿酸 276.02 μmol/L；血浆总蛋白 62.12 g/L，血浆白蛋白 39.55 g/L。输血前检查：乙肝表面抗原 0.01 ng/ml，乙肝表面抗体 308.01 mIU/Ml，乙肝e抗原 0.05 NCU/ml，乙肝e抗体 0.38 NCU/ml，乙肝核心抗体 0.20 NCU/ml，丙肝抗体阴性，艾滋病抗体阴性，梅毒抗体阴性，甲苯胺红不加热实验阴性，丙氨酸氨基转移酶 7.9 U/L，结核抗体阴性。

2017年6月20日：白细胞 4.53×10⁹/L，中性粒细胞比率 75.01%，红细胞 3.12×10¹²/L，HGB 92 g/L，血小板 95×10⁹/L。二氧化碳结合力 19.8 mmol/L。电解质：钠 143 mmol/L，钾 5.66 mmol/L，钙 2.01 mmol/L，磷 2.54 mmol/L。

五、病例小结和知识拓展

恶性高血压约占高血压患者的 1%，其中原发性高血压病导致的恶性高血压占 20%～40%，继发性高血压，特别是肾实质疾病和肾血管疾病，是恶性高血压的常见原因，约占全部病例的 60%～80%。北京大学第一医院肾内科报道的 28 例肾活检确诊为肾实质疾病引起的恶性高血压中 13 例（46%）为 IgA 肾病，提示肾实质疾病中尤以 IgA 肾病易发生恶性高血压，应引起临床工作中的注意。

恶性高血压大多数由难以控制或被忽略的原发性高血压演变而来，但也可出现于继发性高血压，如肾血管性高血压、嗜铬细胞瘤、肾小球肾炎等。63%～90% 的恶性高血压病例有肾脏受累表现，多数患者表现不同程度的肾衰竭，如不治疗病情可快速进展，甚至死亡。该病例经免疫学检查、眼底检查、肾活检穿刺排除肾脏原发疾病，原发性高血压 – 恶性高血压诊断明确，患者有夜尿史提示慢性肾功能不全为高血压性肾损害。对于合并有高血压脑病、充血性心力衰竭、急性心肌梗死等需要尽快降压外，其他均采用缓慢降压治疗。

恶性高血压引起的肾损害与以下 3 个因素有关：①血压增高的直接作用：当血压显著升高时血管壁张力增大，使血管内皮细胞损伤，通透性增强，血液中纤维素等成分渗入血管壁，产生小动脉的病理改变。②肾素、血管紧张素的作用：在恶性小动脉性肾硬化时，血中肾素和血管紧张素水平升高，提示其在发病中起一定作用。当高血压引起肾血管损伤时，使得肾组织明显缺血，激活肾素、血管紧张素系统，加剧了血压升高和肾血管的病变，加重肾脏缺血，从而构成恶性循环。③微血管内凝血：高血压时血管壁的直接损伤作用，激活了凝血系统，使管壁发生血小板凝聚和纤维蛋白的沉积，刺激平滑肌细胞肥大和增生。同时血中的红细胞在通过病变的血管时易损伤破坏，从而引起微血管内凝血和局部血管内溶血，加重肾小血管的损伤。降压治疗应首选静脉输注，1 小时使平均动脉血压下降但不超过 25%，在以后的

2～6小时内血压降至160/100 mmHg。如果可耐受、临床情况稳定，在以后24～48小时逐步降压达到正常水平。切忌降压过快、过猛，以免引起肾、脑或冠状动脉缺血。

降压最终目标：待血压稳定以后，逐渐加用口服降压药并调整药物剂量，待口服药发挥作用后，方可逐渐将降压药减量至停用，使血压低于140/85～90 mmHg水平。对于口服降压药物的选择，应首选RAAS抑制剂。这是因为RAAS高度活化是恶性高血压发生机制中的重要环节。RAAS受体阻断剂及β受体阻滞剂这两类药物可以有效抑制该系统作用，有效控制血压，促使肾功能恢复，因此，宜优先选用，尤其是初始降压治疗使用RASS受体阻断剂者，需要注意的是在应用RAAS受体阻断剂时应密切监测血钾及肾功能。治疗肾实质性高血压用药注意事项：ACEI能通过多种机制减少尿蛋白排泄，常用的药物有卡托普利、依那普利、苯那普利等。肾功能不全的患者，当血肌酐（Scr）≤265 μmol/L时可应用ACEI降低血压及保护肾功能，但是用药后，尤其开始用药的前2个月内必须认真监测血钾及Scr变化。一旦出现Scr增高，如果增幅不超过基础值的30%，为正常药物反应，不需停用ACEI；如果Scr增幅超过基础值的30%～50%，即为异常药物反应，应及时停用ACEI，及时停用后一般均可恢复。当Scr＞265 μmol/L时，一般不主张应用ACEI。

培哚普利在糖尿病及肾功能减退患者中无不良代谢作用，但在透析中可被清除，中、重度肾功能损害患者应根据肾小球滤过率变化调整剂量，起始剂量2 mg/d，最大剂量不超过8 mg/d，在透析患者中培哚普利清除率同肾功能正常患者。卡托普利在肾功能严重减退患者中应谨慎使用。贝那普利的药代动力学和生物利用度在轻、中度肾功能不全中不受影响，重度肾功能不全患者减量，透析对贝那普利的浓度无影响，透析后无需补充药物。雷米普利在中度肾功能不全患者中需减量，且不能应用于聚丙烯腈或甲基烯丙基硫化钠高通量滤膜或血液透析。福辛普利在肾功能不全患者中应减量或停药，它在透析中不可清除，但在高流量透析膜进行血液透析时较易引起类过敏反应。赖诺普利在严重的肾功能不全患者中半衰期可达40小时以上，可在体内发生蓄积，蓄积的原药可在透析中去除。

血管紧张素Ⅱ受体阻滞剂（ARB）不仅降低体循环血压，且有多重肾脏保护作用，能够延缓肾动脉硬化及肾脏纤维化的进展，对肾脏具有显著的保护作用。常用的药物有缬沙坦、氯沙坦、厄贝沙坦。氯沙坦在肾功能不全患者中无需调整剂量，缬沙坦在肾功能减退的大部分患者中都无需调整用药，但在严重肾功能不全患者中用药经验不足，应谨慎用药。替米沙坦及坎地沙坦在轻、中度肾功能不全患者中无需调整用量，重度肾功能不全患者禁用。厄贝沙坦在肾功能不全及血液透析的患者中可能需要调整剂量。

钙离子拮抗剂（CCB）与ACEI或ARB相比，虽不是肾脏病降压首选药物，却因其确切的降压效果，且对钾、尿酸、脂质及糖的代谢没有不良影响，而成为肾脏病应用最广泛的降压药物。如果存在ACEI或者ARB使用禁忌时，应选用CCB。目前推荐使用长效或缓释制剂，其短效制剂可引起血压较大波动，以及糖、脂代谢紊乱，蛋白尿加重，已不推荐使用。常用药物有硝苯地平缓释制剂、氨氯地平、左旋氨氯地平。

国际硝苯地平控释片抗高血压干预研究（INSIGHT）证明，与利尿剂相比，硝苯地平胃肠控释系统能显著提高肾小球滤过率，保护肾功能。一般认为，CCB延缓高血压患者肾功能进展的机制主要是通过降低血压，减轻了循环对肾小球内压力的传导，从而改善肾小球内高滤过、高灌注状态。在肾功能受损时，长效CCB无需减低剂量，尤其适用于合并冠心病、肾动脉狭窄、重度肾功能不全、存在ACEI或ARB使用禁忌的患者。CCB是治疗慢性肾脏病（CKD）合并高血压最常用的选择之一，但若尿蛋白持续增多，需加用ACEI或ARB药物才能达到保护肾功能的作用。

有临床研究表明，二氢吡啶类CCB氨氯地平联合贝那普利在降低糖尿病患者心血管事件及延缓肾病进展方面优于贝那普利与噻嗪类利尿剂组合，非二氢吡啶类 CCB 药物在降低糖尿病肾病患者尿蛋白水平、延缓肾病进程方面明显优于 ACEI 及 β 受体阻滞剂，且不受血压控制的影响。因恶性高血压时可发生压力性利尿，此时患者可能存在血容量不足，所以不宜使用利尿剂，否则会加重血容量不足状态，进一步激活 RAS 系统，不利于患者恢复。但当出现水钠潴留或心力衰竭时，可联合使用利尿剂。排钾利尿剂包括以呋塞米为代表的襻利尿剂和以氢氯噻嗪为代表的噻嗪类利尿剂，适用于肾病时水钠潴留。大剂量可致低血钾症、高尿酸血症、高血糖、血脂异常，故通常采用小剂量。排钾利尿剂可引起低血钾，长期应用者应定期监测血钾。慢性肾衰竭，Scr > 290 μmol/L 者不宜应用噻嗪类利尿剂，推荐用襻利尿。以螺内酯为代表的保钾利尿剂在有慢性肾衰竭时禁忌使用。

肾实质性疾病继发的恶性高血压和原发性高血压的尿蛋白量有所不同，前者的尿蛋白量通常比较大，可呈肾病综合征范围蛋白尿，而后者的尿蛋白量较少，通常在 1 g/d 左右，但亦有不同观点。由于原发性高血压和肾实质性高血压是恶性高血压的最常见原因，二者的预后与处理不尽相同，因此，临床上对二者鉴别意义重大。本例患者表现为肾病综合征，同时有血尿，为进一步明确诊断，我们给予肾活检穿刺提示高血压性肾损害 – 恶性高血压。该患者给予有效的降压治疗后尿蛋白减少，血浆蛋白迅速回升，积极降压，使血压降至安全水平。随着血压降低，小血管损伤能好转，视网膜病变消退，心功能改善。肾小动脉纤维素样坏死可吸收，肾病理改变可逆转，肾功能损害可能会终止或好转。通过肾活检避免了使用激素及免疫抑制剂带来的危害。对于恶性高血压尤其是合并急性左心衰竭、急性肾损害时，降压才是硬道理。对于慢性肾炎合并高血压时（无论是原发性高血压或是慢性肾炎继发高血压），此高血压将会引起肾小球内高压，从而显著加速肾小球硬化及肾功能损害进展。所以，慢性肾炎患者一定要认真治疗高血压，控制高血压是保护肾功能的至关重要措施。慢性肾炎高血压患者一定要长期坚持服药治疗。该患者近 10 年来失访，依从性差，药物停停服服，血压反复波动，对肾功能是不利的。所以，慢性肾炎高血压患者需要定期测量血压，最好在家中测量血压以随时观测血压变化，并及时与医生联系，争取在医生指导下调整药物，确保血压能稳定维持在较理想状态。肾脏病患者使用降压药时要注意的问题是，要选择对肾功能无损害的降压药物，此类药物有血管紧张素转化酶抑制剂，如贝那普利；血管紧张素受体拮抗剂，如氯沙坦钾。

恶性高血压肾活检指征：①表现为急进性肾炎综合征时，不能除外新月体肾炎或急性肾炎者。②不能除外急性间质性肾炎或血管炎者。③有肾脏损害的恶性高血压，需了解有无肾实质性疾病时。恶性高血压肾活检注意事项：由于有高血压和小动脉硬化，肾穿刺时容易出血，因此，对于这类患者进行肾活检要相当谨慎，严格掌握肾活检指征。

肾活检时，应注意以下几个问题：①一定要在血压得到有效控制后，才可考虑肾活检。②一定要由肾活检经验丰富的医生亲自操作。③严格按照急性肾衰竭肾活检常规进行准备、操作与术后处理。在做好充分术前准备的前提下，对于恶性高血压患者慎重而小心地进行肾活检还是相对安全可行的。

患者应规律监测血压，定期复查肾功能、电解质，血常规，根据血压及生化指标积极调整治疗方案。此病例具有代表性。该患者病程长达 10 余年，在治疗过程中缺乏医疗意识，出院后依从性较差，未规律用药及随访，以致肾损害进行性加重，肾功能严重恶化。积极做好血透前准备（做血管内瘘手术等），进入血液透析阶段，透析过程中更应严密监测血压，制定合理的透析方案，尤其要进行健康宣教，如下：

（1）血液透析的一般常识：肾脏的功能、慢性肾脏病的分期、什么是血液透析、透析不充分有哪些不良后果、什么叫干体重。

（2）健康宣教：血透患者常用药物知识、频率、为何要一周三次、贫血的治疗原则。

（3）日常护理：透析患者的日常皮肤护理、日常生活护理、老年透析患者的居家安全。

（4）饮食管理：透析患者的饮食原则、透析饮食之控制水分摄入（每日总液体摄入量等于每日排尿量+500 ml 水分为标准，每日总液体量＝每天正常饮食所含的水量＋药水＋点滴＋汤＋果汁及饮料＋开水等。早晚称体重，两次透析间体重增加应以不超过干体重的 5% 为原则，如 60 kg 的患者，体重增加应不超过 3 kg），以及控制磷、钠、钾、蛋白质的摄入。

（5）透析患者血管通路的护理：内瘘血管的保护、内瘘手术的护理，冷热敷疗法。

六、陈源源教授点评

（1）患者为高血压急症，恶性高血压，发生急性左心衰竭与急性肾功能衰竭，尽管第一次入院血压控制较满意，并经过高血压诊断、鉴别诊断及肾穿明确为恶性高血压，但疾病确实难以控制，预后差，最终成为终末期肾病，进入血透期，血压因体内容量的变化而波动。

（2）恶性高血压及高血压肾功能不全的病理、生理过程中，RAS 激活是不可忽视的关键环节，故理论上应用 RAS 阻滞剂既能降低血压，也能保护和延缓肾脏损伤。然而 RAS 阻滞剂对肾小球出入球小动脉的不均衡扩张作用，将带来肾小球滤过压的降低和血肌酐的轻度增高，这样的药理作用对处于早中期肾功能损害并有蛋白尿的患者，无疑将带来延缓肾功能恶化和减低蛋白尿的作用，但是对处于肾功能衰竭终末期的患者，RAS 阻滞剂的应用将进一步降低肾小球滤过率，增加血肌酐甚至血钾，恶化肾功能。因此，国内外高血压防控相关指南均明确指出：终末期肾病的降压治疗，若肾功能明显受损如血肌酐＞265.2 μmol/L（3 mg/dl），或肾小球滤过率＜30 ml/（min·1.73m²），未透析者一般不用 ACEI 或 ARB 及噻嗪类利尿剂，此时宜首先用二氢吡啶类钙拮抗剂；噻嗪类利尿剂可改用襻利尿剂（如呋塞米）。

（3）当高血压合并肾损害，应该首选 RAS 阻滞剂，但是鉴于上面所叙述的原因，用药前后应进行严密的安全性监测。在应用 RAS 抑制剂治疗前检测血钾、血肌酐并计算 eGFR，当血肌酐为 177～265 μmol/l（2～3 mg/dl）时，在治疗中需加强评估血肌酐和血钾变化；当 eGFR＜60 ml/min 时，需减小 RAS 抑制剂的起始剂量并在治疗过程中加强监测；当治疗 1～3 周后需复查血钾、血肌酐与 eGFR，若发现血钾升高＞5.5 mmol/l，eGFR 降低 30% 以上，或肌酐增高 30% 以上，应减量或停药。

（4）该病例中的患者在第一次诊治时血肌酐已达 337.8 μmol/L，并始终徘徊在这个数量级，呈进行性增高。患者的多处诊治过程中，控制血压的药物方案中始终有 RAS 阻滞剂成分，尽管经过严密监测，患者在用药前后均未发生血肌酐和血钾的严重不良事件，血压控制较满意，建议此类药物治疗方案应用应慎重，不宜推广。

（山西省阳城县人民医院　程往太）

糖尿病相关病例篇

病例 1 经典病例——高血糖 10 年血糖控制不佳

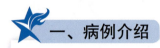

一、病例介绍

李某，男，66 岁，主诉发现高血糖 10 年，口干、多饮、消瘦 6 个月，于 2017 年 10 月 23 日入院。

- **现病史**：患者 10 年前体检发现血糖升高，空腹血糖 9.2 mmol/L，餐后 2 小时血糖 15.0 mmol/L，诊断糖尿病。给予生活方式指导，主食量 2 两/顿，每日主食 6~7 两，每日中等程度活动（90 分钟左右）。一直使用口服药物治疗，曾服用二甲双胍及磺脲类药物，因服用二甲双胍后腹泻明显，改为格列美脲+吡格列酮治疗。数年血糖控制尚可，近 3 年来血糖控制不佳，空腹血糖常为 8~9 mmol/L。6 个月前无明显诱因出现口干、多饮，饮水量 3000 ml/d，起病时体重 70 kg，近来体重下降 10 kg。查空腹血糖 15 mmol/L，尿常规酮体（+），尿糖（3+），为进一步诊治收入我科。患者自发病以来，无恶心、呕吐、呼吸烂苹果味，无偏瘫、失语及口舌歪斜，无胸闷、憋气、胸痛，无视力下降、视物模糊，双足麻木、尿中泡沫增多，无腹泻、便秘交替，无体位性低血压发作。饮食可，睡眠可，大便正常。
- **既往史**：患者 30 年前因反复扁桃体炎，行扁桃体切除术。3 年前体检发现右肾结石，曾口服中药，未排石。10 年前体检发现前列腺增生。高血压病史 20 年，服用厄贝沙坦 150 mg qd，血压控制在 140/80 mmHg 左右。30 年前甲状腺功能亢进病史，药物治疗后甲状腺功能正常。
- **个人史**：已婚，育有 1 女，35 岁，女儿有妊娠糖尿病（GDM）病史，现血糖正常。
- **家族史**：否认早发心血管疾病家族病史。

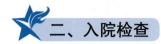

二、入院检查

1. 体格检查

体温 36.6℃，脉搏 91 次/分，呼吸 20 次/分，身高 170 cm，体重 60 kg，BMI 20.7 kg/m²，腰围 86 cm，血压 114/73 mmHg。无满月脸、紫癜，无毳毛增多、皮肤菲薄、紫纹；甲状腺无肿大，未扪及震颤,未闻血管杂音。心律齐,心率91次/分,心前区未闻及杂音。双肺未闻及干湿音,腹软,无压痛,肝脾肋下未及,双下肢无凹陷性水肿。双足皮温正常,双侧足背动脉搏动可及,痛温觉、振动觉正常,双侧10g尼龙丝试验(+)。

2. 实验室检查

(1) 糖化血红蛋白(HbA$_{1c}$)12.8%;空腹血糖(FPG)14.2 mmol/L,空腹胰岛素6.27 mU/L,C肽(血)0.48 ng/ml。

(2) 尿常规:比重1.016,白细胞(−),葡萄糖(4+),酮体(1+),细菌(−)。24小时尿C肽15.35 μg。

(3) 血脂:总胆固醇5.70 mmol/L,甘油三酯0.64 mmol/L,高密度脂蛋白胆固醇1.29 mmol/L,低密度脂蛋白胆固醇3.69 mmol/L。

三、诊断

本病例诊断为:①2型糖尿病;②糖尿病酮症;③非增殖期糖尿病性视网膜病变;④糖尿病周围神经病变;⑤糖尿病肾病;⑥骨量减少。

【提示】本例患者特点为:①中年发病,病史10年,近来糖尿病症状明显;②一直口服药物治疗,无酮症酸中毒反复发作病史;③女儿有GDM病史,患者近期血糖控制不佳;④空腹C肽低。

2型糖尿病占所有糖尿病的比例在90%以上,患者特点符合2型糖尿病诊断,但因为胰岛功能差,血糖波动大,有甲状腺功能亢进病史,要排除成人隐匿性自身免疫糖尿病(LADA)的可能。检测胰岛自身抗体有助于鉴别。同时,患者女儿有GDM,目前情况不清,GDM中有相当比例的是青幼年发病的成年型糖尿病(MODY),属于特殊类型糖尿病。通常其特点为:①符合显性遗传病特点;②家族中至少有一人发病,且年龄低于25岁;③胰岛功能偏差,但在一段时间内可以使用口服药无需控制血糖,基因测序有助于诊断。但本例MODY特点不明显,但也不能排除。

【进一步检查】

(1) 抗谷氨酸脱羧酶抗体(GADA)阴性(6.4 IU/ml),抗胰岛素自身抗体(IAA)、胰岛细胞自身抗体(ICA)阴性。

(2) 糖尿病并发症相关指标检查:尿白蛋白/肌酐比值(ACR) 4.2 mg/mmol,肌酐60.9 μmol/L,估计肾小球滤过率117.5 ml/(min·1.73m^2);眼底:双眼非增殖期糖尿病性视网膜病变;周围神经震动阈值(−)。

(3) 颈动脉、椎动脉超声见颈动脉分叉处动脉粥样硬化斑块、踝肱指数(ABI) 1.2;心电图、心电图正常。

(4) 骨密度:股骨颈骨密度(BMD) 0.672 g/cm^2,Z值−1.5,腰椎平均BMD 0.844 g/cm^2,Z值−2.2。

(5) 血尿、便常规、甲状腺功能、肿瘤标志物、甲状旁腺激素(PTH)(−)。

四、治疗

【提示】患者10年糖尿病病史,两种联合口服药物治疗失效,糖尿病症状明显,消瘦,空腹血糖>11 mmol/L,HbA$_{1c}$9.0%,尿中酮体阳性;可以先静脉输注胰岛素,治疗糖尿病酮症。酮体消失后,根据指南，患者符合胰岛素强化治疗的指征，可以多次注射胰岛素或胰岛素泵强化治疗。

1. 治疗方案

患者入院后第 3～7 天进行糖尿病生活方式教育，每天一课，并由营养师会诊，开具营养处方。患者胰岛素治疗方案及调整如表 2-1 所示。

患者血糖控制良好，完成并发症筛查。为了简化降糖方案，将 1 日 4 次胰岛素改为 1 日 2 次注射，并联合阿卡波糖治疗。

表 2-1 患者胰岛素治疗方案及调整方案

日期	空腹血糖	早餐后血糖	午餐前血糖	午餐后血糖	晚餐前血糖	晚餐后血糖	睡前血糖	凌晨血糖
10月23日	小剂量胰岛素静脉泵入（1～3 U/h）、睡前停泵，精蛋白生物合成人胰岛素注射液 10 U							
	/	/	/	33.3	7.7	8.4	5.8	17.6
10月24日	重组人胰岛素注射液早 5U- 中 7U- 晚 5U 三餐前 + 精蛋白生物合成人胰岛素注射液 14 U 睡前							
	13.3	17.4	14.4	12.4	10.7	15.6	8.3	/
10月25日	重组人胰岛素注射液 5 U 三餐前 + 精蛋白生物合成人胰岛素注射液 12 U 睡前							
	3.5	8.4	11.7	13.9	13.6	23.8	4	/
10月26日	重组人胰岛素注射液早 5U- 中 8U- 晚 7 U 三餐前 + 精蛋白生物合成人胰岛素注射液 12 U 睡前 + 阿卡波糖 50 mg tid							
	6.1	17.2	17	18.6	9.3	4.8	7.3	/
10月27日	重组人胰岛素注射液早 7U- 中 6U- 晚 6 U 三餐前 + 甘精胰岛素 11 U 睡前 + 阿卡波糖 50 mg tid							
	3.7	3.9	5.7	5.6	8.7	14.7	13.2	/
10月28日	赖脯胰岛素注射液早 6U- 中 5U- 晚 6 U 三餐前 + 甘精胰岛素 11 U 睡前 + 阿卡波糖 50 mg tid							
	11.1	9.8	8.5	8.2	7.4	8.2	/	/
10月29日	赖脯胰岛素注射液早 6U- 中 5U- 晚 6 U 三餐前 + 甘精胰岛素 13 U 睡前 + 阿卡波糖 50 mg tid							
	8	9.6	7.6	8.4	6.8	8	8	/

2. 出院主要治疗

【提示】糖尿病患者的治疗主要是防治动脉粥样硬化性心血管疾病（ASCVD）和预防特异性并发症。患者低密度脂蛋白胆固醇 ≥ 2.6 mmol/L，年龄 66 岁，已有动脉粥样硬化，心血管疾病风险是高危，有他汀和阿司匹林使用的适应证，并应给予营养神经的药物。

出院主要治疗方案如下：

（1）血糖：赖脯胰岛素注射液 14 U 早晚餐前 + 阿卡波糖 50 mg tid。

（2）高胆固醇血症：匹伐他汀 2 mg qd。

（3）视网膜病变：羟苯磺酸钙 0.5 tid 口服。

（4）糖尿病周围神经病变：甲钴胺 0.5 mg tid/ 依帕司他 50 mg tid。

（5）抗血小板药物：肠溶阿司匹林 100 mg qd。

（6）出院后血糖监测：早餐前空腹血糖 6.3～7.2 mmol/L；晚餐前 6.7～7.6 mmol/L；2018 年 2 月，测 HbA_{1c} 7.2%，低密度脂蛋白胆固醇 2.1 mmol/L。

五、病例小结和知识拓展

（1）胰岛功能较差的 2 型糖尿病患者也可表现为血糖波动大，模拟生理胰岛素分泌的胰岛素剂型及注射方式对血糖控制平稳很关键，同时尽量规律的生活方式也有助于血糖平稳。

（2）α- 糖苷酶抑制剂可通过延缓多糖消化吸收，发挥"削峰填谷"作用，减少血糖波动，尤其适合于联合预混胰岛素治疗。

（3）糖尿病患者的综合治疗要兼顾血糖、血脂和血压，有中度以上心血管疾病 (CVD) 风险的人可以使用阿司匹林治疗，并积极治疗并发症，且定期复查。

（北京清华长庚医院　肖建中）

病例 2 2 型糖尿病合并大血管并发症

一、病例介绍

王某，男，60 岁，主诉发现血糖升高 3 年，反复心慌出汗 1 个月。

◆ **现病史**：患者 3 年前体检时发现血糖升高，空腹血糖（FPG）8～9 mmol/L，餐后血糖未检测，诊断糖尿病，口服二甲双胍 0.5 g（2 次/日），自测 FPG 6～7 mmol/L。半年前自觉出现多尿、口干、多饮症状，测 FPG 9.6 mmol/L，糖化血红蛋白（HbA_{1c}）7.8%，加用格列齐特 30 mg（1 次/日），监测 FPG 为 4～7 mmol/L。近 1 个月频繁出现餐前心慌、出汗、饥饿症状，进餐后症状可缓解，曾测血糖 3.1 mmol/L，现为进一步调整血糖就诊。近 1 个月体重增加 1 kg。

◆ **既往史**：有高血压病史多年，最高血压 170/90 mmHg；2013 年冠状动脉造影诊断为冠状动脉粥样硬化性心脏病。

二、入院检查

1. 体格检查

身高 171 cm，体重 79 kg，体重指数 27.02 kg/m²，血压 120/80 mmHg。心、肺、腹未见明显异常，双下肢无浮肿。

2. 实验室检查

（1）血常规：基本正常。
（2）尿常规：葡萄糖（1+）。
（3）肝肾功能：基本正常，肌酐（Cr）85 μmol/L，估计肾小球滤过率（eGFR）79.7 ml/（min·1.73m²）。
（4）血脂：总胆固醇（TC）4.7 mmol/L，低密度脂蛋白胆固醇（LDL-C）3.0 mmol/L。
（5）血糖：FPG 7.09 mmol/L，2 小时餐后血糖 9.3 mmol/L，HbA_{1c} 6.8%。
（6）尿微量白蛋白/肌酐：147 mg/g。
（7）馒头餐试验结果如表 2-2 所示。

表 2-2 馒头餐试验结果

时间	0 分钟	30 分钟	60 分钟	120 分钟	180 分钟
血糖（mmol/L）	07.18	8.87	12.82	9.88	9.43
胰岛素（pmol/L）	55.02	185.5	285.4	217.3	256.4
C 肽（ng/ml）	2.15	3.41	4.75	5.31	5.72

3. 辅助检查

（1）胸片：未见明显异常。

（2）腹部彩超：脂肪肝。
（3）心电图：ST-T 段改变。
（4）眼底检查：未见明显异常。
（5）血管超声：双下肢动脉硬化伴少许斑块形成。
（6）肌电图：未见明显异常。

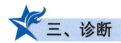

三、诊断

本病例诊断为：①2 型糖尿病，糖尿病大血管病变，糖尿病肾脏病（A2G2 期）；②高血压病（3 级，很高危）；③冠状动脉粥样硬化性心脏病；④脂肪肝。

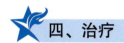

四、治疗

本病例治疗方案如下：
（1）二甲双胍 0.5 g 3 次/日，阿卡波糖 50 mg 3 次/日。
（2）降压、调脂、抗血小板聚集、扩冠状动脉等治疗：缬沙坦 80 mg 1 次/日，阿托伐他汀 20 mg 1 次/晚，阿司匹林 0.1 g 1 次/日，单硝酸异山梨酯 40 mg 1 次/日。

【提示】本病例特点：① HbA$_{1c}$ 6.8%；②胰岛功能尚可；③频发低血糖；④合并大血管病变；⑤合并肾脏病变。

【疗效】未发现低血糖，体重下降 0.5 kg，具体内容见血糖监测及疗效如表 2-3 所示。

表 2-3 血糖监测及疗效观察（mmol/L）

日期	早餐	早餐	午餐前	午餐后	晚餐后	HbA$_{1c}$
2016.6.3	6.2	5.3	2.8	10.2	7.6	6.80%
2016.6.4	停用格列齐特，换用阿卡波糖 50 mg 3 次/日，保留二甲双胍 0.5 g 3 次/日					
2016.6.10	5.3	8.9	/	9.8	9	/
2017.5.20	阿卡波糖 50 mg 3 次/日，二甲双胍 0.5 g 3 次/日					
	5.7	8.9	/	7.8	8.5	/
2017.5.21	6.5	8.5	/	7.6	8.2	6.60%

五、病例小结和知识拓展

（1）糖尿病患者面临多种风险，需要关注药物安全性，如低血糖和体重增加风险、肝肾功能受损风险、心血管风险等。
（2）阿卡波糖轻松管控多种风险：不加重 β 细胞负荷，不增加低血糖风险，不引发高胰岛素血症，减轻体重，降低心血管疾病风险。
（3）阿卡波糖+二甲双胍的治疗优势：机制互补，有效干预多种病理缺陷，协同降糖，全面控制 HbA$_{1c}$、FPG、2 小时餐后血糖，持久控制血糖达标，较少低血糖和体重影响。

六、肖建中教授点评

本病例总体处理过程和相关检查基本正确,特别要强调的是磺脲类加双胍类引起的低血糖。容易发生低血糖的一个重要原因是在患者胰岛 β 细胞功能良好情况下,增加促胰岛素分泌的药物容易导致低血糖。建议二甲双胍加至足量,再加用阿卡波糖。目前 DPP-4 抑制剂等新药出现,也可以尝试使用。

(菏泽市立医院 程 霖)

病例 3 2 型糖尿病合并甲状腺疾病

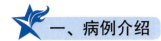

一、病例介绍

袁某，男性，53 岁，主诉间断多尿、多饮 7 年，乏力、周身浮肿 3 个月余。

◆ **现病史**：患者 7 年前，无诱因出现多尿，每日尿量 3000～4000 ml，口干、多饮，体重下降约 5 kg，无易饥、多食或大便次数增多，无头疼、头晕或者记忆力下降，发病后在我院门诊查空腹血糖 10.3 mmol/L，完善相关检查，明确诊断为 2 型糖尿病。给予二甲双胍 0.5 g 3 次 / 日 口服，症状逐渐缓解。5 年前，曾因血糖控制欠佳，在我科住院治疗。调整治疗方案，二甲双胍 1.0 g bid，瑞格列奈 2 mg tid，血糖控制达标。出院诊断：2 型糖尿病、糖尿病周围神经病变、高胆固醇血症、脂肪肝。出院后饮食控制可，主食 300 g/d 左右，每日活动不少于 30 分钟，二甲双胍 1.0 g bid，瑞格列奈 2 mg tid，定期门诊复查。近 1 年，自行停服二甲双胍，饮食控制欠佳，很少运动。此次 3 个月前，无任何诱因出现乏力明显，记忆力减退，怕冷，声音粗，反应较前迟钝。记忆力下降，并伴周身浮肿，倦怠，自服六味地黄丸无效，先后曾在肾内科、心内科检查，无明显异常，对症治疗无效，于 2017 年 5 月 10 日来我院门诊。

◆ **既往史**：食管癌、胸中段鳞癌Ⅳ期病史 1 年（放化疗后），否认高血压、心脏病病史。

◆ **家族史**：家庭史无特殊。

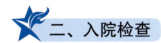

二、入院检查

1. 体格检查

身高 172 cm，体重 82 kg，血压 128/74 mmHg。甲状腺功能减退面容，声音低沉，语速慢，甲状腺不大，未触及结节，浅表淋巴结未触及，双肺呼吸音清，心率 72 次 / 分，律齐，双下肢无指凹性水肿，四肢肌力、肌张力正常，肢体活动正常，周身肌肉无压痛，双足背动脉搏动正常，10 g 尼龙丝试验正常。

2. 实验室检查

（1）尿常规检查未见异常，血常规未见异常。

（2）血红蛋白 13 g/L，天冬氨酸氨基转移酶（AST）53 U/L，丙氨酸氨基转移酶（ALT）87 U/L，乳酸脱氢酶（LDH）370 U/L，肌酸激酶（CK）2561 U/L，α-羟丁酸脱氢酶（HBDH）279 U/L。

（3）总胆固醇（TC）7.1 mmol/L，甘油三酯（TG）1.56 mmol/L，高密度脂蛋白胆固醇（HDL-C）1.51 mmol/L，低密度脂蛋白胆固醇（LDL-C）4.24 mmol/L。

（4）空腹血糖 8.4 mmol/L，2 小时餐后血糖（2h-PG）11.2 mmol/L。糖化血红蛋白 7.8%。

（5）尿素 5.5 mmol/L，肌酐 86 μmol/L，尿酸（UA）339 μmol/L，白蛋白（ALB）45.1 g/L，白球比（A/G）< 3.4 mg/mmol。

（6）游离三碘甲状腺原氨酸（FT3）0.01 pg/ml，血清游离甲状腺素（FT4）1.2 pg/ml。促甲状腺激素（TSH）> 150 μIU/L，抗甲状腺球蛋白抗体 > 500 IU/ml，抗甲状过氧化物酶抗体 > 1300 IU/ml。

3. 辅助检查

（1）甲状腺 B 超：甲状腺形态规则，包膜光滑，腺体回声欠均匀，未见明显异常回声。双腺体内血流信号分布正常，提示双侧甲状腺弥漫性病变。

（2）心电图、心脏超声未见异常。

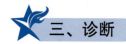

三、诊断

1. 临床诊断

（1）临床诊断：①2 型糖尿病；②原发性甲状腺功能减退症，慢性淋巴细胞性甲状腺炎。

（2）诊断依据：2 型糖尿病的诊断依据：①患者中年起病；②慢性病程，且病程中从无酮症酸中毒发生；③多次测 FPG > 7.0 mmol/L，口服降糖药有效。原发性甲状腺功能减退症、慢性淋巴细胞性甲状腺炎的诊断依据：①乏力，浮肿，记忆力减退，怕冷，声音粗，反应较前迟钝，记忆力下降；②甲状腺功能减退面容，颜面浮肿，声音低沉；③甲状腺功能 TSH 明显升高，FT3、FT4 明显降低，甲状腺自身抗体升高；④双侧甲状腺 B 超示弥漫性病变。

2. 鉴别诊断

（1）成人隐匿性自身免疫性糖尿病：青中年起病，起病至少半年内不用胰岛素治疗，体型偏瘦，早期口服药治疗有效，随糖尿病病程进展，口服药难以控制血糖，此时查胰岛分泌功能明显降低，自身抗体阳性。该患者体重指数 27.72 kg/m^2，病史 6 年，口服药有效，故不支持该诊断。

（2）心功能不全：应有原发心脏病病史，该患者无心脏病史，无活动耐力下降，无夜间阵发性呼吸困难，无少尿，心脏查体未见异常，肝脏肋下未触及，心电图、心脏超声未见异常，故不支持该诊断。

（3）肾功能不全：尿少，同时有血压的改变。尿常规、血 Cr、尿素升高，估计肾小球滤过率异常。ALB 降低、贫血。该患者不符，故可除外。

（4）多发性肌炎和皮肌炎：均为骨骼肌非化脓性炎症性疾病，临床表现为对称性四肢近端和颈部及咽部肌肉无力、疼痛。典型表现为对称性横纹肌无力、肌痛及肌肉压痛，病程长的患者可出现不同程度肌萎缩。多发性肌炎和皮肌炎可同时伴有皮肤病变、关节病变，实验室检查可伴有血沉增快、白蛋白减少、肌酶谱高及抗核抗体阳性。该患者虽然存在肌酶谱升高，但不伴有肌痛、肌无力等临床表现，不支持该诊断。且本例为门诊患者，不接受抗核抗体谱检查，故临床需随诊。

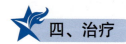

四、治疗

1. 治疗方案

（1）糖尿病教育，嘱限制饮食。主食 300 g/d，适量活动，低碘饮食。

（2）加二甲双胍 0.5 g bid，阿托伐他汀 20 mg qd。

（3）L-T4 25 μg qd 逐渐加量。

【血糖监测】空腹血糖 7.0～8.7 mmol/L，2 小时餐后血糖 8.6～9.3 mmol/L。

【进一步治疗】

（1）1 周门诊复查，FPG 7.0 mmol/L，2 小时餐后血糖 9.8 mmol/L，无低血糖症状。乏力，浮肿减轻，无心悸或心前区痛，亦无胃肠道不适症状。体重 81 kg。调整二甲双胍 1.0 g bid，L-T4 50 μg qd。

（2）1个月复查：饮食控制好，活动量增加，体力增加，无低血糖反应。自测 FPG 6.0～7.0 mmol/L，2小时餐后血糖 6.8～8mmol/L。

（3）查体：体重 80 kg，浮肿明显消退。复查 FPG 6.2 mmol/L，2小时餐后血糖 7.9 mmol/L，TC 5.8 mmol/L，LDL-C 3.02mmol/L，TG 2.1 mmol/L，HDL-C 1.2 mmol/L，TSH 42 μIU/L，FT3 1.9 pg/ml，FT4 8.0 pg/ml。嘱患者继续控制饮食，增加活动，L-T4 增至 100 μg qd。

2. 预后和随访

患者于 2017 年 7 月 5 日复诊，饮食控制好，运动每日 50～60 分钟，体力增加，无低血糖反应，查体未见明显异常，体重 76 kg。复查 FPG 5.6 mmol/L，2 h-PG 7.6 mmol/L，HbA_{1c} 6.3%。TC 5.1 mmol/L，LDL-C 2.5 mmol/L。TSH 4.1 μIU/L，FT3 3.2 pg/ml，FT4 14.3 pg/ml。AST 31 U/L，ALT 36 U/L，LDH 210 U/L，CK 187 U/L，α-羟丁酸脱氢酶（α-HBDH）212 U/L。

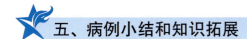

五、病例小结和知识拓展

（1）2型糖尿病

患者中年起病，慢性病程，病程中无严重的"三多一少"症状，未出现过酮症酸中毒，无继发糖尿病的症状及体征，口服降糖药有效，可以明确诊断为 2 型糖尿病。

患者 5 月复诊时，FPG 8.4 mmol/L，2h-PG 11.2 mmol/L，HbA_{1c} 7.6%。空腹、餐后及 HbA_{1c} 均未达标，但距离目标值并不是很遥远，且患者饮食控制、活动情况均不理想，当时治疗仅为单一的口服药物。故进一步的治疗为：首先需要做好糖尿病的宣教工作，因当时患者乏力明显，故更加强调饮食控制，患者 BMI 27.72 kg/m²，eGFR 89 ml/(min·1.73m²)，故加用二甲双胍 0.5 g bid，待患者逐渐适应，并在饮食控制、增加活动的基础上，结合血糖监测，调整二甲双胍 1.0 g bid，2 个月后复查 FPG 5.6 mmol/L，2h-PG 7.6 mmol/L，HbA_{1c} 6.3% 均达标。

英国前瞻性糖尿病研究（UKPDS）显示，HbA_{1c} 每下降 1%，糖尿病相关死亡风险下降 21%，微血管病变和心肌梗死发生风险分别显著降低 37% 和 14%，周围血管疾病导致的截肢风险下降 43%。目前国际糖尿病联盟（IDF）、美国糖尿病学会（ADA）、欧洲糖尿病研究学会（EASD）及中华医学会糖尿病学分会（CDS）均把 HbA_{1c} 的值作为是否需要进一步调整下一步治疗的依据。该患者虽然患恶性肿瘤，但肿瘤治疗效果良好。患者 53 岁，且无心血管疾病及低血糖风险，测 HbA_{1c} 7.8%，肯定是未达标的。饮食运动是血糖控制好的基础，故首先需要做好宣教，争取患者的主动配合。根据各种指南，二甲双胍是 2 型糖尿病治疗的首选。因此，为避免胃肠道的不良反应，该例患者首选二甲双胍，少量起始，渐渐加至最大剂量，经过上述调整治疗，取得了满意的疗效。

（2）甲状腺功能减退症

患者 3 个月前出现乏力、记忆力减退、怕冷、声音粗、反应较前迟钝。记忆力下降，并伴周身浮肿，倦怠。查体甲状腺功能减退面容，颜面浮肿，声音低沉。辅助检查 TSH 明显升高，FT3、FT4 明显降低，可以明确诊断为原发性甲状腺功能减退症。患者甲状腺自身抗体明显升高，甲状腺 B 超提示双侧腺体弥漫性病变，故考虑慢性淋巴细胞性甲状腺炎为该患者甲状腺功能减退病因。甲状腺功能减退是内分泌专业较为常见的疾病，但也是临床容易漏诊、误诊的疾病之一。

国内学者报道，甲状腺功能减退的发病率为 2.9/1000，发病过程隐匿，病程较长。主要临床表现是交感神经兴奋性下降及代谢率减低。患者表现为精神萎靡、思睡、畏寒、乏力、记忆力及计算力下降、食欲减退、腹胀、便秘、体重增加等。查体可见表情呆滞、反应迟钝、声音低沉、皮肤粗糙、皮温低等。实验室检测是确诊甲状腺功能减退的主要依据。TT4、FT4 均低，TSH 增高是原发性甲状腺功能减退的诊断依据。结合甲状腺过氧化物酶抗体（TPOAb）、甲状腺球蛋白抗体（TGAb），可以有助于鉴别甲状腺功能减退的病因。由于甲状腺激素缺乏，原发性甲状腺功能减退患者可出现肌酶谱升高，以 CK 增高为主。临床诊治过程中应鉴别肌酶谱升高的原因。甲状腺功能减退出现的肌酶谱的升高随 L-T4 的替代治疗而逐渐恢复正常。甲状腺功能减退是内分泌疾病治疗效果最好的，一旦诊断正确并给予适宜的甲状腺激素替代治疗，会取得满意的疗效。

（3）糖尿病合并水肿

在临床中，经常会遇到糖尿病患者合并水肿，对于水肿的鉴别也是基层医生需要掌握的。在临床中，遇到糖尿病患者合并水肿要逐一排除下列情况，以做出正确的诊断。

①心功能不全导致的水肿：糖尿病患者容易合并心血管疾病，当发展到心功能不全时，可合并水肿。水肿首先出现在足踝部，仔细的问诊可以发现患者有心脏病及心功能不全的症状，结合辅助检查的改变不难判断。

②肾脏疾病导致的水肿：可以是糖尿病合并其他肾脏疾病，水肿首先出现在眼睑部位，同时可伴随尿量、尿色、排尿不适、血压升高等，肾功能、尿常规检查有助于鉴别。也可以是糖尿病肾病，这一时期可以有尿微量白蛋白的升高、临床蛋白尿，或者出现肾功能改变。糖尿病肾病多同时出现视网膜病变，严重时伴随低蛋白血症、贫血。

③肝脏疾病导致的水肿：糖尿病合并肝脏疾病也可以出现水肿，但患者有慢性肝病史，临床有肝病临床症状，肝功能、消化系统的 B 超或 CT 检查有助于鉴别。

④糖尿病合并下肢血管病变：糖尿病患者合并下肢静脉血栓或静脉瓣膜关闭不全时，可以因静脉回流受阻致静脉内压力高，出现下肢水肿，但多见单侧下肢水肿。

⑤药物因素：某些降糖药或降压药可以造成水钠潴留导致水肿。常见的如胰岛素、噻唑烷二酮类降糖药、钙拮抗剂，特点是水肿在用药不久后出现，停药后消失。

⑥足部感染：糖尿病合并足部感染也可以导致水肿，结合临床体征很容易鉴别，且多见于单侧。

⑦糖尿病并发周围神经病变：这是由于自主神经病变，导致末梢血管扩张充血，或者神经营养障碍引起局部毛细血管通透性增加而导致水肿，临床常常伴随神经病变症状，水肿程度较轻。

⑧糖尿病合并严重营养不良：病程长、节食过度、病情控制不好等，可以导致低蛋白血症引起水肿。

⑨糖尿病合并甲状腺功能减退：在糖尿病合并水肿的各种原因中，甲状腺功能减退导致的相对少见。甲状腺功能减退有其特殊临床表现，结合实验室检查很容易区别。临床医生只要考虑到这一疾病，诊断并不难，关键是容易被临床医生忽略。

总之，糖尿病的治疗，要根据指南，针对不同的患者、不同的病程、不同的健康状况等制订不同的治疗目标，同时也要根据患者不同的依从性、不同的治疗情况、经济水平等制订不同的治疗方案。当糖尿病患者出现其他症状时，既要考虑到常见原因，也要详细询问病史，进行详细体格检查，抽丝剥茧，从而发现不常见原因。

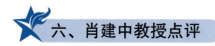

六、肖建中教授点评

糖尿病合并桥本氏病导致的原发性甲状腺功能减退时，要除外 LADA 的可能，胰岛自身抗体如抗谷氨酸脱羧酶抗体(GADA)、络氨酸磷酸酶抗体（IA-2）、抗胰岛素抗体（IAA）的测定有助于鉴别诊断。

严重的甲状腺功能减退可能出现高胆固醇血症及肌酶升高，在使用他汀类药物时要注意，最好先将甲状腺功能调整至正常再使用，避免其对肌肉的影响。

（承德市中心医院　郝凤杰）

病例4　2型糖尿病乳酸酸中毒

一、病例介绍

段某，女，73岁，主诉体检发现血糖升高10年，恶心、呕吐2天，意识不清5小时。

- **现病史**：该患者于10年前无明显诱因出现口渴、多饮（每日饮水量2500 ml）、多尿（每日尿量2500 ml左右），伴有体重减轻，具体不清，经我院门诊检查示血糖升高，当时空腹血糖12 mmol/L，明确诊断为2型糖尿病。自行控制饮食，规律运动，间断服用多种口服降糖药。未规律监测血糖，偶有乏力，未在意。近1个月测空腹血糖多在10～15 mmol/L，自行购买保健品降血糖，自觉无不适，未监测血糖，近2天无明显诱因出现恶心、食欲不振，并伴有呕吐3次，呕吐为胃内容物，非喷射状，自服助消化药物。入院前5小时，家人发现其表情淡漠，略喘促，神态逐渐模糊，问话不答，遂急诊入院，症状中无头晕、头痛，无视物模糊，无胸闷、心悸，无腹泻、便秘交替，无肢体活动障碍，无发热，大小便如常。
- **既往史**：无其他疾病病史。
- **家族史**：否认糖尿病及遗传性疾病家族史。

二、入院检查

1. 体格检查

血压90/60 mmHg，体重62.5 kg，BMI 23.5 kg/m²，腰围80 cm，体温36.3℃，脉搏103次/分，神志模糊，问话不答，瞳孔等大同圆，对光反射存在，双下肺少许湿音，未闻及杂音，心率103次/分。腹平软，未触及包块，上下肢无浮肿，双足背动脉波动存在，神经系统查体：额纹对称，鼻唇沟未变浅，口角无歪斜，四肢肌力及肌张力正常，无颈强直，脑膜刺激征阴性，布氏征阴性，病理反射阴性。

2. 实验室检查

（1）入院随机血糖22.33 mmol/L。血酮0 mmol/L。

（2）血气分析：pH 6.90，血氧分压126 mmHg，二氧化碳分压16 mmHg，血乳酸（Lac）＞15 mmol/L，Na^+ 126mmol/L，K^+ 5.4 mmol/L，HCO_3^- 3.1 mmol/L，碱剩余（BE）—28.5 mmol/L。

（3）血常规：白细胞29.8×10^9/L，中性粒细胞绝对值22.83×10^9/L，尿素氮14.51 mmol/L，肌酐212 μmol/L。

3. 辅助检查

（1）头部CT：左侧基底节区腔隙性梗死灶，脑皮质萎缩。

（2）腹部彩超：肝胆胰脾未见异常。

（3）心电图：窦性心动过速。

（4）胸部正位片：双肺纹理增粗、紊乱，双下肺小片状模糊影。

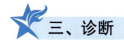
三、诊断

1. 临床诊断

（1）临床诊断：2 型糖尿病乳酸酸中毒、代谢性酸中毒、呼吸代偿、肺部感染、电解质紊乱（高钾血症、低钠血症）。

（2）诊断依据：①患者老年，女性，既往糖尿病病史 10 年，平素间断服用多种口服降糖药，平素饮食控制不严格。②近 1 个月自行停用降糖药物，改为保健品降糖治疗，监测血糖，空腹多在 10～15 mmol/L，近 2 天出现恶心、食欲不振，并伴有呕吐 3 次，意识不清 5 小时入院。③查体：血压 90/60 mmHg，体温 36.3℃，脉搏 103 次 / 分，神志模糊，问话不答，瞳孔等大同圆，对光反射存在，双下肺少许湿啰音，心率 103 次 / 分，未闻及杂音。上下肢无浮肿，双足背动脉波动存在，神经系统未见阳性体征。

2. 鉴别诊断

患者有明确的糖尿病病史，自行服用保健品降糖，于 2 天前出现胃肠道反应，继而出现恶心、呕吐，5 小时前出现神志改变，结合血气分析和血乳酸测定，明确诊断为糖尿病乳酸酸中毒。该患者需与以下疾病相鉴别。

（1）糖尿病性酮症酸中毒：该患者有明确的糖尿病病史，入院时随机血糖高，有恶心、呕吐、神志改变，呼吸略促，应考虑酮症酸中毒可能，但该患者血酮体为阴性，故排除此疾病。

（2）高血糖高渗状态：该患者有明确的糖尿病病史，入院时随机血糖高，计算该患者有效渗透压为：血浆胶体渗透压 $=2(Na^++K^+)+GIU=2(126+5.4)+21.4=284.20$ mOsm/L。该患者血浆渗透压 < 320 mOsm/L，可排除高血糖高渗状态。

（3）血糖高引起的脑血管意外：患者神志模糊，但神经系统查体未见阳性体征，头部 CT 无出血灶，无大面积梗死灶，无占位灶，不支持脑血管意外引起的神志改变，故排除此疾病。

（4）低血糖昏迷：该患者血糖 21.4 mmol/L，故可排除此疾病。

（5）服用其他药物引起的神志改变：追问病史，该患者未应用镇静药物及其他药物病史。

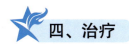
四、治疗

1. 诊疗计划

针对该患者，明确诊断。进行一般治疗，给予吸氧，多功能监护；补液、补碱、纠正酸中毒，同时给予抗炎、改善循环；纠正离子紊乱，对症及支持治疗。最主要是给予持续血液滤过治疗，尤其是双胍类引起的乳酸酸中毒，可用不含乳酸根的透析液进行或持续血液滤过。

【进一步治疗】持续 7 天血液滤过治疗后，结果变化如图 2-1、图 2-2 和表 2-4 所示。

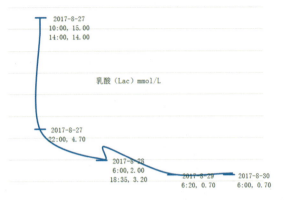

图 2-1 血乳酸监测变化

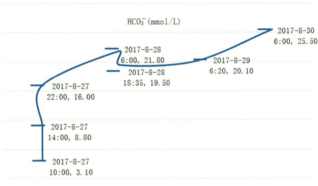

图 2-2 HCO_3^- 监测变化

表 2-4 血糖监测变化

日期	空腹（mmol/L）	早餐后（mmol/L）	午餐后（mmol/L）	晚餐后（mmol/L）
2016.8.30	/	14.2	23.4	15.9
			13.3	
2016.8.31	4.9	17.7	5.5	14.5
2016.9.1	8	16	13	11
2016.9.2	7.3	14.7	10.5	9.8
2016.9.3	6.4	10	9	9.9
2016.9.4	4.8	10.1	8.9	8.4
2016.9.5	4.1	8.2	3.8	11.5

2. 预后和随访

乳酸酸中毒的病死率较高，但该患者经血液滤过治疗后，预后尚可，随访患者存活。

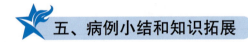

五、病例小结和知识拓展

综上，本例患者表现出了如下特点：①老年女性，明确 2 型糖尿病病史 10 年，曾明确降糖药治疗。②于入院前 1 个月自行改为保健品降糖。③恶心、呕吐 2 天，伴意识不清 5 小时。④化验结果显示轻度的肾功能不全（BUN 14.51 mmol/L，Cr 212 mmol/L）。⑤血糖增高（入院随机血糖 22.33 mmol/L），但血酮体阴性（血酮 0 mmol/L），尿酮体阴性。⑥血浆胶体渗透压正常（血浆胶体渗透压 =2（Na^++K^+）+GIU=284.2 mOsm/L。⑦血气分析：pH 6.90 ↓，Lac > 15 mmol/L ↑，HCO_3^- 3.1mmol/L ↓，PCO_2 16 mmHg ↓。⑧明确诊断为糖尿病合并乳酸酸中毒。⑨在对症治疗的基础上给予 24 小时持续血液滤过治疗，血乳酸逐渐下降，HCO_3^- 逐渐升高，以致恢复正常。

在临床实践中，面对糖尿病合并乳酸酸中毒的患者，有以下几点需要明确：

（1）临床产生乳酸酸中毒的原因

乳酸酸中毒按病因分：①由于缺氧引起：见于多种原因引起的休克（心源性、内毒素性、低血溶性）、贫血、心力衰竭、窒息、一氧化碳中毒等；②由于口服药物引起：双胍类、木糖醇、甲醇、乙醇、山梨醇等，其中双胍类药物尤其是苯乙双胍能增强无氧酵解，抑制肝脏及肌肉对乳酸的摄取，抑制糖异生作用，故有致乳酸酸中毒的作用；③系统性疾病：见于糖尿病、白血病、肝脏衰竭、严重感染等，系统性疾病常引起机体肝、肾机能障碍，导致体内多余的乳酸无法代谢排出体外，引起乳酸堆积；④先天性代谢性异常：有先天酶缺陷性疾病导致乳酸代谢异常，最终乳酸酸中毒。

（2）双胍类药物和乳酸酸中毒的关系

许多药物可引起乳酸酸中毒，其中最常见于双胍类药物（苯乙双胍和二甲双胍），尤其是苯乙双胍，从20世纪50年代起被用于治疗糖尿病，由于常诱发致死性乳酸酸中毒，已在许多国家被停止应用。已知苯乙双胍可促进外周组织葡萄糖的利用和葡萄糖向乳酸转变，实践证实，苯乙双胍应用可使肝脏乳酸产生增加和摄取减少。苯乙双胍可抑制ATP合成，ATP/ADP比值下降，氧化磷酸化及糖原异生均受抑制，故乳酸氧化减少和生成增加。虽然苯乙双胍使血乳酸水平中度升高，但与苯乙双胍有关的乳酸酸中毒绝大多数或由于剂量过大，或同时合并疾病，如严重肝肾功能衰竭、心力衰竭及休克等。

二甲双胍是另一种双胍类药物，其致乳酸酸中毒的概率较苯乙双胍（约为其1/50）明显减少。现在国内外广泛应用，可能由于二甲双胍为水溶性，不易在体内蓄积之故，其在降血糖时，升高外周组织乳酸生成的作用并不明显，治疗剂量一般不会导致乳酸酸中毒。

（3）该患者导致乳酸酸中毒的可能原因

该患者老年，有2型糖尿病病史，此次化验肾功异常（排除其他引起低氧血症的疾病），自行服用保健品（该药不排除会含有双胍类药物成分），加之患者老年肾代谢差，导致乳酸分解代谢异常，出现体内乳酸堆积增多，致乳酸酸中毒，出现恶心、呕吐等胃肠道症状未在意，以致最终出现乳酸酸中毒可能性最大。

（4）乳酸酸中毒患者为何会出现深大呼吸

根据患者的第一张血气报告结果：pH 6.90↓，Lac > 15 mmol/L↑，HCO_3^- 3.1 mmol/L↓，可以明确诊断为乳酸酸中毒，同时PCO_2 16 mmHg明显降低，显示代谢性酸中毒伴有呼吸代偿，通过深大呼吸来代偿酸中毒。

（5）诊断为乳酸酸中毒，如何治疗更有效

在补液纠正酸中毒及对症治疗的情况下，积极的血液滤过更有效，血液滤过可以直接清除体内过多的乳酸，缩短病程，预后更好。

六、肖建中教授点评

本例是糖尿病合并乳酸酸中毒的抢救成功病例，医生及时的诊断和积极有效的治疗是关键。在无条件做血液滤过的单位医院，积极补液、纠正酸中毒及电解质紊乱，并持续进行监测非常重要。在鉴别诊断中，乳酸测定尤其关键，患者的乳酸水平在本例很快被控制，故持续多天血液滤过可以缩短。

（吉林省白城市医院　李春玲）

病例5 2型糖尿病合并高血压

一、病例介绍

王某，男，52岁，主诉口干、多饮、多尿10年，纳差、消瘦3个月。

- **现病史**：患者入院前10年体检发现血糖增高，外院就诊完善检查后诊断为2型糖尿病，近期服用二甲双胍联合格列齐特降糖治疗，饮食运动随意，未规律监测血糖变化。病程中患者无视物模糊，无四肢麻木、皮肤针刺感，无间歇性跛行，无四肢水肿、发凉，偶有尿中带有泡沫。3个月前患者无明显诱因下出现纳差、消瘦，近3个月体重下降10 kg，无腹痛、腹胀、腹泻，无反酸、嗳气，无恶心、呕吐，现为进一步检查和治疗收入我科。
- **既往史**：既往有高血压病史10余年，血压最高180/90 mmHg，近期服用硝苯地平缓释片降压治疗，自诉血压控制可，否认冠心病、肾病病史，否认手术、外伤及输血史。
- **个人史**：有吸烟史20余年，每日20支。否认饮酒史。
- **家族史**：父母健在，母亲有糖尿病病史，无冠心病、高血压、肿瘤家族史。

二、入院检查

1. 体格检查

身高168 cm，体重62 kg，腰围94 cm，臀围98 cm，腰臀比0.95，血压130/80 mmHg，双肺呼吸音清，心率78次/分，律齐，腹软，无压痛、反跳痛，双下肢无浮肿。

2. 实验室检查

糖化血红蛋白12.7%，血糖及胰岛素水平如表2-5所示。低密度脂蛋白胆固醇2.92 mmol/L，血常规、尿常规、粪便常规+隐血、肝肾、尿微量白蛋白、电解质、肿瘤标志物系列、甲状腺功能未见明显异常。

表2-5 血糖及胰岛素检查结果

检查项目	空腹	餐后半小时	餐后1小时	餐后2小时	餐后3小时
胰岛素（μU/ml）	1.64	5.86	8.97	10.14	10.58
葡萄糖（mmol/L）	9.12	15.2	14.3	13	12.46

3. 辅助检查

（1）眼底检查未见明显异常。

（2）颈部血管彩超：双侧颈动脉内膜增厚伴斑块。

（3）泌尿系彩超：前列腺增生，回声欠均匀。

（4）电子胃肠镜：慢性萎缩性胃炎，结肠多发息肉。

（5）腹部及甲状腺彩超：未见明显异常。

（6）胸部 CT 平扫：未见明显异常。

（7）胰腺 CT 平扫：未见明显异常。

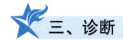

三、诊断

1. 临床诊断

本病例临床诊断为：①2型糖尿病；②高血压病3级（极高危）；③消瘦原因待查。

2. 鉴别诊断

（1）恶性肿瘤：患者有糖尿病基础疾病，近3个月出现纳差、消瘦，需警惕消化道等恶性肿瘤所致，入院化验肿瘤标志物系列、电子胃肠镜、肺部CT等检查未见明显异常，故暂不考虑。

（2）甲状腺功能亢进。

（3）血糖控制不佳：患者糖尿病病史10余年，平素饮食随意，不喜运动，入院化验 HbA_{1c} 12.7%，需警惕血糖控制不佳所致体重下降。

（4）降糖药物所致：患者糖尿病病史10余年，近期口服二甲双胍，结合二甲双胍有减轻体重效果，需警惕降糖药物所致。

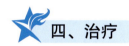

四、治疗

1. 诊疗计划

（1）糖尿病饮食，适当运动。

（2）停用二甲双胍，调整降糖方案为阿卡波糖、格列齐特降糖治疗，监测血糖变化，避免低血糖。

（3）继续硝苯地平缓释片降压、阿司匹林抗血小板、阿托伐他汀稳定斑块治疗。

（4）完善肿瘤标志物系列、甲状腺功能、血常规、肝肾功能、电子胃肠镜、胸部及上腹部CT、眼底检查等指导治疗。

（5）入院后阿卡波糖联合格列齐特降糖治疗，监测空腹血糖 7.0～8.0 mmol/L，餐后2小时血糖 8.0～11.0 mmol/L。

【进一步治疗】

（1）糖尿病低盐、低脂饮食，注意休息。

（2）继续降糖、降压、抗血小板、稳定斑块等治疗，监测血糖、血压变化，控制血糖、血压达标。

（3）监测体重变化，如进行性下降应进一步完善PET-CT待排除恶性肿瘤，定期复查血常规、肝肾功能、HbA_{1c} 等指标。

2. 预后和随访

1个月后患者门诊就诊监测血糖控制可，空腹血糖 6～8 mmol/L，餐后2小时血糖 9～11 mmol/L，无低血糖发作。监测体重维持在 62～63 kg，无进行性下降，嘱患者继续监测血糖、体重变化，定期门诊随访。

五、病例小结和知识拓展

患者中年男性，既往糖尿病、高血压病史，血糖控制不佳，近期消瘦、纳差入院，患者存在以下几个问题。

（1）降糖方面：患者入院前口服二甲双胍联合格列齐特，入院化验血糖控制不佳，基础胰岛素水平低、胰岛素抵抗，因体重改变停用二甲双胍，调整为阿卡波糖联合格列齐特降糖治疗。

（2）并发症方面：患者入院化验尿微量白蛋白、眼底检查未见明显异常。颈部血管彩超可见颈部斑块，血脂异常，结合患者男性，52岁，有吸烟史，给予阿司匹林、阿托伐他汀抗栓、稳定斑块治疗。

（3）患者消瘦、纳差，入院完善电子胃肠镜、胸部CT、上腹部CT、肿瘤标志物系列、甲状腺功能检查等，未见明显异常。目前考虑患者消瘦为血糖控制不佳及二甲双胍药物不良反应所致，嘱患者改变不良生活方式、糖尿病饮食，继续降糖治疗，监测体重变化。如体重进行性下降，仍需进一步复查电子胃肠镜，完善PET-CT检查以鉴别。

近年来，研究发现糖尿病患者的肿瘤发生率逐渐升高，如肺癌、消化道肿瘤等，可能机制如下：①胰岛素抵抗及高胰岛素血症；②胰岛素、胰岛素生长因子及其受体；③慢性炎症和氧化应激；④糖尿病患者多数超重、肥胖，久坐生活方式，高热量饮食；⑤抗糖尿病药物。因此，针对糖尿病合并消瘦患者，需警惕恶性肿瘤可能，入院完善肿瘤标志物系列、肺部CT、胰腺CT、电子胃肠镜等检查鉴别。

六、肖建中教授点评

本例患者短期有体重严重下降，查HbA_{1c} 12.7%，提示患者的消瘦可能与血糖控制不佳有关。恶性肿瘤、合并慢性感染（如结核）是经常需要鉴别的疾病。如果经过降糖治疗，血糖稳定后体重增加或不变，特别是常规检查排除恶性肿瘤，可继续观察体重的改变。二甲双胍很少引起体重明显下降，如果希望改善胰岛素敏感性，也可使用二甲双胍或吡格列酮。磺脲类联合α-糖苷酶抑制剂也是不错的选择。本例患者的住院治疗方案还是建议短期强化胰岛素治疗。

（运城市中心医院　李　平　王文杏）

病例6 2型糖尿病合并心血管危险因素患者的管理

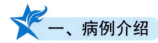
一、病例介绍

董某，男，49岁，主诉血糖升高4年，加重1个月。

◆ **现病史**：患者入院前约4年，因出现口干、多饮、消瘦，在我院门诊经检查诊断为2型糖尿病，口服二甲双胍治疗，每日1000～1500 mg，未规律用药，未控制饮食，血糖控制不佳，空腹血糖为9～11 mmol/L，未测餐后血糖，未定期体检。近1个月无明显诱因出现血糖逐渐升高，自测空腹血糖14+ mmol/L来我院住院治疗。患者无其他不适症状，发病以来饮食睡眠良好，二便正常。

◆ **既往史**：既往高血压病史1年，未服用降压药，血压为130～150/70～90 mmHg，否认其他慢性疾病病史，否认传染病史。

◆ **家族史**：一级亲属无糖尿病病史。

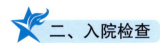
二、入院检查

1. 体格检查

体温36.6℃，脉搏70次/分，呼吸18次/分，血压150/76 mmHg，体重72 kg，身高171 cm，BMI 24.6 kg/m^2。患者神情语明，口唇无发绀，双肺呼吸音清，未闻及干湿音，心率70次/分，律齐，各瓣膜听诊区未闻及病理性杂音，腹软，无压痛，四肢关节无红肿，可扪及双足动脉搏动。生理反射存在，病理反射未引出。

2. 实验室检查

（1）血常规：白细胞6.9×10^9/L，血红蛋白161.0 g/L，血小板235.0×10^9/L。

（2）尿常规：蛋白（－），潜血（－），尿葡萄糖（＋），红细胞0个/HP，白细胞0个/HP。

（3）肝功能、肾功能、血离子均未见异常；糖化血红蛋白9.1%。

（4）空腹C肽2.67 ng/ml，餐后2小时C肽4.69 µIU/ml；空腹胰岛素7.81 µIU/ml，餐后2小时胰岛素16.6 µIU/ml。

（5）胆固醇5.31 mmol/L，甘油三酯1.52 mmol/L，低密度脂蛋白胆固醇（LDL-C）4.29 mmol/L↑，高密度脂蛋白胆固醇（HDL-C）1.05 mmol/L↓，葡萄糖9.01 mmol/L。

3. 辅助检查

（1）双侧颈部动脉彩超：双侧颈部动脉硬化并斑块形成（多发），右侧锁骨下动脉起始斑块形成（单发）。

（2）腹部彩超：肝、胆、胰、脾、双肾输尿管、膀胱未见异常，前列腺增生并钙化灶。

（3）心电未见异常。

（4）眼底检查未见异常。

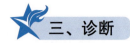 三、诊断

1. 初步诊断

（1）初步诊断：2型糖尿病，双侧颈部动脉硬化并斑块形成，右侧锁骨下动脉起始斑块形成。

（2）诊断依据：①发现血糖升高4年，口服二甲双胍治疗，未控制饮食，未配合运动治疗，血糖控制不佳。②查体无阳性体征。③辅助检查示 HbA_{1c} 9.1%，空腹血糖 9～14+ mmol/L，LDL-C 4.29 mmol/L ↑，HDL-C 1.05 mmol/L ↓；彩超示双侧颈部动脉硬化并斑块形成（多发），右侧锁骨下动脉起始斑块形成（单发）。

2. 鉴别诊断

本病例需要与1型糖尿病鉴别，本病是由于胰岛β细胞破坏和胰岛素绝对缺乏引起的糖尿病，可伴有胰岛功能减退，易发生糖尿病酮症酸中毒等急性并发症，该患者病情与该病不符，4年前发病时检查胰岛功能及糖尿病自身抗体，均不支持1型糖尿病。

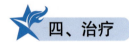 四、治疗

1. 诊疗计划

（1）健康教育：对患者进行糖尿病知识教育，患者为商人，平时进餐时间不固定，进餐时间偏长，嘱患者尽量三餐定时进餐，餐后半小时适量运动，提高患者对饮食运动治疗的重视。

（2）甘精胰岛素 12 U 1次/日 皮下注射；阿卡波糖 100 mg 3次/日 餐前口服；贝那普利 5 mg 1次/日 口服；阿司匹林 100mg 1次/日 口服；血脂康 0.6 g 2次/日 口服。

（3）监测空腹及三餐后2小时血糖，监测结果如表2-6所示。

表2-6 血糖监测结果（mmol/L）

时间	空腹	早餐后2小时	午餐后2小时	晚餐后2小时
第1天	8.7	14.3	13.3	20.6
第2天	9.8	10.2	15.4	15.5
第3天	7.1	/	/	16.4
第4天	4.3	8.9	/	14.4
第5天	5.6	/		8.6
第6天	6.2	9.6	/	14.2
第7天	6.1	9.5	8.8	10.2

【治疗依据】2012年基层糖尿病防治指南、中国2型糖尿病防治指南（2013年版）。

【进一步治疗】根据血糖情况，第3天调整胰岛素用量至每日14 U，加量后空腹血糖 4.3 mmol/L，第4天甘精胰岛素减量至13 U，空腹血糖良好，患者餐后血糖仍偏高，加用二甲双胍 500 mg，每日三餐前口服。治疗期间血压控制良好，血压为 125～137/70～85 mmHg。

2. 预后和随访

患者出院后继续现治疗方案，间断测血糖，空腹血糖为 5.5～6.5 mmol/L，餐后血糖为 8.5～11 mmol/L。

五、病例小结和知识拓展

（1）制定患者可接受并能长期执行的个体化治疗方案

患者糖尿病病史约4年，结合辅助检查，明确诊断为2型糖尿病。BMI 24.6 kg/m²，既往未配合正确的糖尿病饮食及运动质量，未遵医嘱规律用药，疾病自我管理较差，口服用药血糖控制不佳。患者工作时间不固定，经常出差，因常有商业活动，患者难以配合预混胰岛素治疗，结合患者特点，给予个体化治疗，甘精胰岛素联合口服药物，并进行饮食、运动、血糖监测和自我管理能力的指导。

（2）控制其他心血管疾病风险因素

血压、血脂是两个重要且可干预的CVD风险因素，应积极干预治疗。糖尿病合并高血压首选ACEI类药物，给予口服贝那普利控制血压至140/80 mmHg以下。患者无CVD，但年龄超过40岁且合并高血压、血脂紊乱等心血管危险因素，LDL-C控制目标应为< 2.6 mmol/L，该患LDL-C 4.29 mmol/L，合并颈部血管动脉硬化斑块，给予口服血脂康（主要成分为洛伐他汀）和阿司匹林。

六、肖建中教授点评

治疗过程中兼顾了血糖控制和他汀类药物，并强调生活方式的干预是本例的特点。基于良好的C肽水平，选择使用联合双胍类+α-葡萄糖苷酶抑制剂（AGI）的基础上，加用基础胰岛素治疗也符合指南推荐。应注意监测LDL-C是否达标，使用血脂康治疗的作用强度可能不够。

（吉林省通化市中心医院　赵书平）

病例 7 1 型糖尿病血糖控制不佳

一、病例介绍

于某，女，58 岁，主诉间断烦渴、多饮、乏力 18 年，加重 1 个月。

- **现病史**：患者于 18 年前无明显诱因出现烦渴、多饮、乏力及消瘦，体重减轻约 10 斤，就诊于当地医院，诊断为糖尿病。后给予口服二甲双胍片、格列本脲片等降糖药物，但血糖控制不理想，遂就诊于山西医科大学附属第二医院，诊断为 1 型糖尿病。给予胰岛素降糖治疗，平素未严格控制饮食及运动，未规律监测血糖，后多次因血糖波动较大入我科给予胰岛素强化降糖治疗，血糖好转后出院，近 1 个月以来患者感乏力、口干加重，自行测空腹血糖 > 12 mmol/L，餐后 2 小时血糖 > 16 mmol/L，自行增加胰岛素剂量，目前降糖方案为：生物合成人胰岛素注射液 18 U–18 U–18 U 分别于三餐前 15 分钟皮下注射，甘精胰岛素注射液 26 U 睡前皮下注射，主食量减少到约 3 两 / 天，甚至个别时候不进主食，无头痛、头晕，无胸闷、气短，无怕热、多汗、心悸、手抖，为进一步检查治疗入住我科。患者本次发病以来精神、食欲、睡眠尚可，大便干燥，小便正常，感视物模糊、手足麻木，无间歇性跛行，无水牛背、满月脸、多血质，无多毛、痤疮。

- **既往史**：高血压病史 10 余年，血压最高达 180/110 mmHg，目前口服依那普利片、苯磺酸左旋氨氯地平片降压治疗，血压控制尚可。既往桥本氏甲状腺炎、甲状腺功能减退症病史 3 年，平素间断口服左甲状腺素片，未规律复查甲状腺功能。白细胞减少症病史 3 年，曾行骨髓穿刺等检查，未明确病因，未予任何治疗。否认病毒性肝炎、肺结核、伤寒、疟疾病史，否认心脏病、脑血管疾病史，否认精神病史、地方病史、职业病史，否认外伤、输血、中毒、手术史，否认食物、药物过敏史，预防接种史不详。

- **婚育史**：已婚，有 1 子，无产巨大儿病史。儿子体健，配偶体健。
- **月经史**：13 岁来月经，50 岁绝经，既往月经规律。
- **家族史**：父母已故，死因不详，无家族遗传病史。

二、入院检查

1. 体格检查

血压 132/80 mmHg，神清语利，自主体位，查体合作，双肺呼吸音清，未闻及干湿音，心率 80 次/分，律齐，各瓣膜区未闻及杂音，腹软，无压痛及反跳痛，双下肢无浮肿，足背动脉搏动减弱，双足腱反射减弱，压力觉、温度觉、针刺觉、震动觉减弱，身高 163 cm，体重 65 kg，体质指数 25.5 kg/m²，腰围 82 cm。

2. 实验室检查

（1）谷氨酸脱羧酶抗体（GAD-Ab）、胰岛素抗体（IAA）及抗胰岛细胞自身抗体（ICA）阴性。糖耐量试验及 C 肽释放试验结果如表 2-7 所示。

（2）肝功能、肾功能、电解质、糖类抗原（CA）-199、癌胚抗原（CEA）、糖类抗原125（CA-125）、尿微量白蛋白肌酐比、抗核抗体、抗核抗体谱、风湿系列、垂体系列大致正常。

（3）糖化血红蛋白9.7%，甘油三酯3.87 mmol/L，胆固醇4.51 mmol/L。

（4）甲状腺功能：人体促甲状腺激素（hTSH）10.39 mIU/L，甲状腺过氧化物酶抗体（TPOAb）＞971 IU/ml，三碘甲状腺原氨酸（FT3）4.58 pmol/L，游离甲状腺素（FT4）7.36 pmol/L。

（5）血系列：白细胞 3.28×10^9/L，中性粒细胞 1.71×10^9/L。

表2-7 糖耐量试验及C肽释放试验

试验	空腹	0.5小时	1小时	2小时	3小时
糖耐量试验（mmol/L）	9.82	18.25	24.34	21.45	16.78
C肽释放试验（ng/ml）	0.02	0.02	0.03	0.02	0.01

3. 辅助检查

（1）颈动脉血管彩超：右侧颈总、锁骨下动脉粥样硬化斑块形成。

（2）眼底检查：糖尿病视网膜病变1期。

（3）甲状腺彩超：双叶甲状腺弥漫性改变。

（4）心电图、腹部彩超、胸片、肾上腺CT、头颅核磁大致正常。

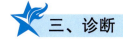

三、诊断

1. 初步诊断

（1）初步诊断：①1型糖尿病（糖尿病周围神经病变、糖尿病视网膜病变1期）；②高血压3级（极高危）；③血脂异常；④桥本氏甲状腺炎，甲状腺功能减退症；⑤白细胞减少症。

（2）存在问题：1型糖尿病，胰岛素用量较大，血糖控制不理想。

2. 鉴别诊断

（1）继发性糖尿病：由皮质醇增多症、嗜铬细胞瘤、甲状腺功能亢进、蛋白质缺乏、胰性糖尿病等已知原发病引起的慢性高血糖，多存在胰岛素抵抗，需积极治疗原发疾病后血糖好转，胰岛素抵抗减轻或消失。

（2）先天性胰岛素不敏感综合征：此病多与遗传变异有关，系胰岛素缺陷、胰岛素受体缺陷、遗传性糖尿病等引起。

（3）2型糖尿病：发病年龄偏大，体型多肥胖，起病缓慢，不依赖胰岛素，糖尿病相关抗体阴性。

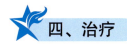

四、治疗

1. 诊疗计划

（1）指导合理饮食及运动，控制血脂，心理辅导调节情绪。

（2）改为胰岛素泵治疗，胰岛素方案为：门冬胰岛素，总量80 U×80%，基础量32 U/24h，三餐前大剂量：12 U-10 U-10 U。3天后调整胰岛素剂量：基础量26 U/24h，三餐前大剂量：10 U-8 U-8 U。

7天后停用胰岛素泵改为：门冬胰岛素 8 U-7 U-7 U 分别于三餐前皮下注射，甘精胰岛素 22 U 睡前皮下注射。血糖监测结果如表 2-8 所示。

（3）二甲双胍片 0.5 g/次（3 次/日，口服）；吡格列酮片 30 mg/次（1 次/日，口服）。

（4）降脂稳定斑块、抗血小板、改善循环、营养神经、补充甲状腺素、纠正白细胞减少症及对症治疗。

表 2-8 血糖监测结果（mmol/L）

时间	空腹	早餐后	午餐前	午餐后	晚餐前	晚餐后	0：00	3：00
第 3 天	4.5	7.8	3.9	6.5	11.2	8.7	4.5	5.1
第 7 天	5.1	6.2	8.9	7.8	9.2	9.1	6.5	4.1
第 10 天	4.8	8	9.2	6.2	11.5	13.2	8.9	7.8

【出院方案】门冬胰岛素 7 U-6 U-8 U 分别于三餐前皮下注射；甘精胰岛素 20 U 睡前皮下注射；二甲双胍片 0.5 g/次（3 次/日，口服）；吡格列酮片 30 mg/次（1 次/日，口服）。

2. 预后和随访

1 个月后复诊胰岛素剂量 36 U/日，血糖控制尚可，停用二甲双胍片；3 个月后复诊胰岛素剂量 36 U/日，血糖尚可，HbA$_{1c}$ 7.1%，停用吡格列酮片。

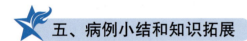

五、病例小结和知识拓展

（1）对于 C 肽特别低，如低于 0.1 ng/ml 的患者，首先考虑 1 型糖尿病，自身抗体需要自身抗原的维持，如果胰岛细胞被耗竭了，自身抗体也可以是阴性，即便是新诊断的 1 型糖尿病，β 细胞的抗体也达不到 100%，大概为 60%～70%，这意味着还有 30%～40% 是阴性。18 年病史的 1 型糖尿病患者 β 细胞的抗体完全可以是阴性。

（2）人胰岛素治疗的患者较胰岛素类似物治疗者易产生低滴度的胰岛素 IgG 抗体，这会在一定程度上中和及抵消胰岛素的作用。

（3）应除外继发性糖尿病及先天性胰岛素不敏感综合征。

（4）应除外感染等诱因。

（5）应进行动态血糖监测，以除外隐匿低血糖。

（6）不同注射部位及不同胰岛素品种存在胰岛素吸收变异。

（7）长期不正规增加胰岛素剂量，加重胰岛素抵抗。

（8）胰岛素泵可减少胰岛素吸收变异，单一品种的胰岛素在同一位置微量多次输注，不易产生胰岛素释放池，吸收稳定。

（9）甲状腺功能减退未恢复正常，影响血糖的调整。

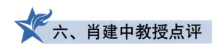

六、肖建中教授点评

1 型糖尿病俗称"脆性糖尿病"，用以描述血糖波动大。这例患者还可能存在低血糖，由于低血糖导致的胰高血糖素升高导致血糖的恶化,造成恶性循环。由于患者入院前每公斤体重胰岛素用量为1.2 U,提示存在胰岛素抵抗,应查胰岛素自身抗体排除外源性胰岛素抗体综合征(EIAS)。加用二甲双胍后可使用胰岛素用量相应减少。可以联合使用二甲双胍,但不建议二甲双胍联合吡格列酮。

(临汾市中心医院　孟晓萍　王启生)

病例 8　口服药控制不佳的 2 型糖尿病患者甘精胰岛素的使用

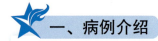
一、病例介绍

赵某，男，56 岁，主诉多尿、多饮、体重下降 4 年，加重 1 个月。

- **现病史**：患者于 4 年前，无明显诱因逐渐出现多饮、多尿、体重下降，半年内体重下降 5 kg，在当地医院检查空腹血糖 14.0 mmol/L，尿糖（2+），诊断为 2 型糖尿病。给予格列吡嗪、二甲双胍治疗后，上述症状逐渐缓解。平时基本能够坚持控制饮食及运动锻炼，先后服用格列吡嗪、格列美脲、二甲双胍、阿卡波糖等药物，血糖控制一般，空腹血糖在 7～9 mmol/L。1 个月前又出现上述类似症状，不伴有肢体麻木、视力下降、浮肿，今来门诊就诊，检查空腹血糖 10.7 mmol/L，餐后血糖 20.3 mmol/L，尿酮体阴性，遂住院治疗。
- **既往史**：无高血压、冠心病史。无糖尿病家族史。

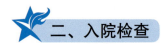
二、入院检查

1. 体格检查

脉搏 78 次/分，血压 130/70 mmHg。神志清楚，精神尚可，查体合作，正立体型，甲状腺不大，心、肺、腹未见异常。双下肢无水肿，双足背动脉搏动正常，双侧膝腱反射对称。体质指数 23 kg/m²。

2. 实验室检查

（1）肝、肾功能正常，甘油三酯 3.0 mmol/L。LDL-C 3.13 mmol/L，糖化血红蛋白 8.5%。24 小时尿蛋白 200 mg/24 h。

（2）胰岛素和 C 肽释放试验结果如表 2-9 所示。

（3）谷氨酸脱羧酶抗体及人胰岛细胞抗原 2 抗体（IA-2A）均为阴性。

表 2-9　胰岛素和 C 肽释放试验结果

试验	空腹	餐后 1 小时	餐后 2 小时	餐后 3 小时
血糖（mmol/L）	10.2	19.7	17.2	14.2
胰岛素（μIU/ml）	14.6	19.2	26.3	19.1
C 肽（ng/ml）	1.97	2.86	3.71	2.63

3. 辅助检查

（1）眼底检查：双眼视网膜未见异常。

（2）左、右踝臂指数 1.1，周围神经病变、振动感觉阈值正常。

（3）颈动脉、下肢动脉彩超正常。

（4）心电图正常。

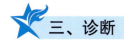 三、诊断

1. 初步诊断

（1）初步诊断：① 2 型糖尿病；②高甘油三酯血症。

（2）诊断依据：有糖尿病症状（多尿、烦渴、多饮、消瘦）者符合以下三条之一者为糖尿病：①随机（1 天中任意时间）血浆血糖 ≥ 11.1 mmol/L；②空腹血浆血糖 ≥ 7.0 mmol/L；③口服葡萄糖耐量试验（OGTT）两小时血浆血糖 ≥ 11.1 mmol/L。

（3）诊断说明：①无症状者诊断为糖尿病应有两次血糖测定结果达到以上标准。②在急性感染、外伤、手术或其他应激情况下，虽测出明显高血糖，亦不能立即诊断为糖尿病，需在应激情况结束后重新检测。③理想情况均应进行 OGTT，如果因某种原因不适于进行 OGTT，或儿童糖尿病症状重、血糖高、尿糖阳性、尿酮体阳性，可不进行 OGTT。本例患者男性，56 岁，有多尿、多饮、消瘦症状，多次空腹血糖大于 7.0 mmol/L，胰岛素和 C 肽释放实验两小时血浆血糖达 17.2 mmol/L，患者胰岛素分泌高峰延迟，胰岛 β 细胞分泌功能受损。故 2 型糖尿病诊断成立。

2. 鉴别诊断

（1）1 型糖尿病：胰岛 β 细胞破坏导致胰岛素绝对缺乏，具有强烈遗传倾向。一般 18 岁前起病，多为消瘦，发病较急，糖尿病症状明显，需要胰岛素治疗才能控制病情。患者常出现酮症，尿酮体阳性，血胰岛素、C 肽水平低，甚至测不出，体内胰岛 β 细胞抗体常持续阳性。本例患者发病年龄、发病情况及临床表现、实验室检查均不符，故可排除 1 型糖尿病。

（2）成人隐匿性自身免疫性糖尿病：属于 1 型糖尿病的亚型，其特点为成人起病，病情进展缓慢，早期可不依赖胰岛素，发病时多不肥胖，血胰岛素、C 肽水平可偏低，体内胰岛 β 细胞抗体常持续阳性，具有 1 型糖尿病的易感基因。本例患者虽然成人发病，但血胰岛素、C 肽水平为 2 型糖尿病特点，体内胰岛 β 细胞抗体阴性，故可排除本病。

（3）其他特殊类型糖尿病：包括一系列病因比较明确或继发性的糖尿病，由基因缺陷、其他内分泌疾病、药物及化学品、感染等引起，本例患者无此病史可排除。

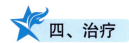 四、治疗

1. 诊疗计划

病史较长，多种口服药治疗后血糖控制仍然不理想，空腹和餐后血糖均处于较高水平，HbA_{1c} 8.5% 伴随有脂代谢异常，C 肽释放试验示 β 细胞功能减退伴胰岛素抵抗。

2. 治疗方案

第一步：胰岛素泵强化治疗，同时给予吉非罗齐 120 mg bid。胰岛素泵强化治疗胰岛素剂量调整及血糖情况如表 2-10 所示。

第二步：调整口服降糖药物，联用甘精胰岛素：二甲双胍和（或）阿卡波糖 + 甘精胰岛素。甘精胰岛素用量：该患者依据胰岛素泵中基础率用量，给甘精胰岛素起始量为 14 U 胰岛素剂量调整，血糖情况如表 2-11 所示。3 个月后随访 HbA_{1c} 6.3%，肝功能正常，甘油三酯 1.05 mmol/L。继续维持原治疗方案。

表 2-10　胰岛素泵强化治疗胰岛素剂量调整及血糖情况（第 1～5 天）

日期	门冬胰岛素剂量（IU）			血糖（毛细血管）mmol/L						
	早餐前	午餐前	晚餐前	空腹	早餐后2小时	午餐前	午餐后2小时	晚餐前	晚餐后2小时	凌晨3点
第 1 天	6	6	6	9.5	17.5	12.4	14.5	9	19.8	10.9
第 3 天	8	6	8	8.3	11.3	8.5	12.6	8.6	11.6	7.8
第 5 天	8	7	8	6.2	8.2	5.8	9.6	6.2	7.1	6

表 2-11　胰岛素剂量调整及血糖情况（第 8～14 天）

时间	血糖（mmol/L）								用药	
	凌晨	早餐前	早餐后	中餐前	中餐后	晚餐前	晚餐后	睡前	口服药	甘精胰岛素（睡前）
第 8 天	/	/	/	/	/	7.3	10.2	9.3	二甲双胍 0.5 g tid	14 U
第 9 天	9	10.8	15.1	10.8	15.2	10.4	15.2	10.8	/	14 U
第 10 天	7.6	9.1	14.2	10.7	14.6	9.4	14.8	9.4	+ 阿卡波糖 50 mg tid	18 U
第 11 天	7.4	8.6	13.9	7.4	10.4	7.2	10.1	7.1	/	18 U
第 12 天	7.5	7.5	10.1	7.5	9.8	7	10.8	7.5	+ 阿卡波糖早 100 mg，中、晚各 50 mg tid	18 U
第 14 天	6.4	6.9	9.2	7	10.8	6.2	8.7	7.6		18 U

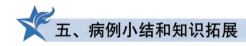

五、病例小结和知识拓展

该患者使用 3 种口服降糖药治疗后 HbA_{1c} 仍然很高，应尽早开始胰岛素治疗，尽早控制血糖以减少并发症的发生与发展。起始胰岛素治疗方案的选择应同时考虑疗效、方便性、依从性、安全性。甘精胰岛素 1 次 / 日，能够提供基础血糖的良好控制，配合餐时口服降糖药也可达到强化降糖的效果，甘精胰岛素 + 餐时口服降糖药应用方便，患者有更好的依从性，血糖控制平稳。

六、肖建中教授点评

对口服药控制不佳的患者进行短期胰岛素强化治疗，后改为二甲双胍 + α - 糖苷酶抑制剂 + 基础胰岛素治疗，收到较好的效果。如果不考虑胃肠道反应，二甲双胍和进餐的时间选择关系不大。但是建议多次服用，可进餐时用、小剂量开始。二甲双胍的应用看似简单，但是真要使用好，并不那么简单，要注意方法。在起始胰岛素治疗的方案中，可以使用基础胰岛素，也可以使用预混胰岛素。对于 β 细胞功能尚可的患者建议以基础胰岛素为主，本例患者治疗策略选择较好。降血脂后应标明患者的 LDL-C 水平，如 TG 不高，他汀类药物应作为首选。

（邢台市人民医院　石振峰）

病例9 新发糖尿病患者的胰岛素强化降糖治疗

一、病例介绍

李某，男，52岁，主诉乏力、消瘦1个月，加重10天。

- **现病史**：患者1个月前无明显诱因出现乏力、消瘦，无口干、烦渴，无多饮、多尿、善饥多食，无视物模糊、视物旋转，无心悸、出汗、手抖，无头晕、头痛、失眠，无恶心、呕吐，无腹痛、腹泻、全身水肿，无肢体活动障碍等症状，未行诊治，近10天来上述症状进一步加重，体重减轻约10 kg，就诊于我科门诊，查空腹血糖14.59 mmol/L，拟诊"糖尿病"，为进一步治疗，入住我科。精神食欲好，夜休差，大小便正常。
- **既往史**：既往高血压史14年，最高血压160/110 mmHg左右，平素口服氯沙坦钾氢氯噻嗪片1片1次/日，血压控制不详。无结核、肝炎等传染病史及传染病接触史，无外伤史，无食物、药物过敏史。
- **家族史**：兄弟患糖尿病，家族中其他成员无特殊疾病记载。

二、入院检查

1. 体格检查

体温36.5℃，呼吸72次/分，脉搏20次/分，血压129/94 mmHg，神志清楚，主动体位，查体合作。双肺呼吸音清，未闻及啰音；心率72次/分，心律齐，各瓣膜听诊区未闻及杂音；腹软，无压痛、反跳痛；双下肢无水肿，双足背动脉搏动可触及。

2. 实验室检查

（1）空腹血糖14.59 mmol/L，糖化血红蛋白10.80 %，同型半胱氨酸30.00 μmol/L，尿微量白蛋白32.00 mg/L，尿沉渣检查：葡萄糖（4+），酮体（−）；总胆固醇4.63 mmol/L，甘油三酯2.22 mmol/L，高密度脂蛋白1.21 mmol/L，低密度脂蛋白2.82 mmol/L。

（2）OGTT及胰岛素释放试验如表2-12所示。

（3）血常规检查正常。

表2-12　OGTT及胰岛素释放试验

	空腹	餐后半小时	餐后1小时	餐后2小时	餐后3小时
血糖（mmol/L）	13.75	21.07	26.7	18.71	10.39
胰岛素（μIU/ml）	4.83	12.84	17.36	28.27	20.08

3. 辅助检查

（1）胸片未见明显异常；心电图示窦性心律，未见异常。

（2）腹部彩超示不均匀性脂肪肝，双肾小囊肿；胸片和心脏彩超未见明显异常。
（3）双下肢感觉检测提示双下肢周围神经轻度病变。

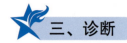

三、诊断

1. 临床诊断

（1）临床诊断：①2型糖尿病，糖尿病周围神经病变；②高同型半胱氨酸血症；③高血压3级（极高危）；④脂肪肝；⑤双肾囊肿。

（2）诊断依据：①病史：既往高血压病史14年，血压最高160/110 mmHg左右，平素口服氯沙坦钾氢氯噻嗪片1片1次/日，血压控制不详。②症状：乏力、消瘦1个月，加重10天。③体征：血压129/94 mmHg，神志清楚，主动体位，查体合作。双肺呼吸音清，未闻及啰音；心率72次/分，心律齐，各瓣膜听诊区未闻及杂音；腹软，无压痛、反跳痛；双下肢无水肿，双足背动脉搏动可触及。

2. 鉴别诊断

（1）1型糖尿病：多见于青少年时期发病，有典型"三多一少"症状，无任何诱因时发生"糖尿病酮症"倾向，严重时以"糖尿病酮症酸中毒"为首发症状就诊，化验空腹血糖、餐后血糖明显升高，血中胰岛素基础水平低，且无餐后分泌高峰。血中谷氨酸脱羧酶抗体（GAD-Ab）、胰岛素抗体（IAA）及抗胰岛细胞自身抗体（ICA）阳性，患者需胰岛素治疗。该患者需进一步完善辅助检查后排出。

（2）成人晚发自身免疫性糖尿病：发病年龄多在30～50岁，发病时无典型"三多一少"症状，早期口服降糖药物有效，随着病程延长出现继发性口服药失效。血中GAD-Ab、IAA及ICA阳性，该患者病程较短，需进一步检查相关抗体后排除。

（3）继发性糖尿病：甲状腺功能亢进、肢端肥大、嗜铬细胞瘤等疾病均可引起血糖升高，但均伴有相应疾病的症状和体征，该患者无甲状腺功能亢进症状，无满月脸、水牛背，无多血质、皮肤紫纹，无肢端肥大，胰腺炎或胰腺手术后也可引起血糖升高，长期服用糖皮质激素可以引起类固醇糖尿病，患者无胰腺炎和胰腺手术史，无长期口服药物史，可以排除。

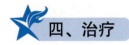

四、治疗

1. 诊疗计划

（1）糖尿病知识宣教，指导饮食及运动。

（2）胰岛素强化降糖：速效胰岛素（门冬胰岛素）三餐前皮下注射＋长效胰岛素（地特胰岛素）睡前皮下注射。血糖监测及治疗方案调整如表2-13所示。

（3）抗氧化营养神经、改善微循环及对症治疗。

（4）完善相关检查，明确各脏器并发症情况。

表 2-13　血糖监测及治疗方案调整（mmol/L）

日期	治疗方案	空腹	早餐后2小时	午餐前	午餐后2小时	晚餐前	晚餐后2小时	睡前
6月2日	门冬胰岛素早6U-中6U-晚6U 地特胰岛素12U	12.8						
6月3日	门冬胰岛素早6U-中6U-晚6U 地特胰岛素12U	9.3	13.7	9.2	14.4	9.4	13.7	7.8
6月4日	门冬胰岛素早6U-中6U-晚6U 地特胰岛素12U	7.8						
6月5日	门冬胰岛素早6U-中6U-晚6U 地特胰岛素12U	6.9						
6月6日	门冬胰岛素早6U-中6U-晚6U 地特胰岛素12U	7.9	14.3	9.1	10.7	13.3	8.1	9.9
6月7日	门冬胰岛素早8U-中6U-晚4U 地特胰岛素14U	6.4						
6月8日	门冬胰岛素早8U-中6U-晚4U 地特胰岛素14U	6.8						
6月9日	门冬胰岛素早8U-中6U-晚4U 地特胰岛素14U	5.4						
6月10日	门冬胰岛素早8U-中6U-晚4U 地特胰岛素14U	5.5	6.1	5.8	14.4	7.2	5.8	6.2
6月11日	门冬胰岛素早8U-中6U-晚4U 地特胰岛素14U	5.3						
6月12日	门冬30胰岛素早14U，晚14U	5.6						
6月13日	门冬30胰岛素早14U，晚14U	5	11.6	4.3	17.8	12.7	4.8	8.7
6月14日	门冬30胰岛素早14U，晚14U	6.2						
6月15日	门冬30胰岛素早12U，晚12U 阿卡波糖片50mg，三餐时嚼服	5.6						
6月16日	门冬30胰岛素早12U，晚10U 阿卡波糖片50mg，三餐时嚼服	5.7	10.7	8	12.4	9.3	7.6	4.8
6月17日	门冬30胰岛素早12U，晚8U 阿卡波糖片50mg，三餐时嚼服	5.3						
6月18日	门冬30胰岛素早12U，晚8U 阿卡波糖片50mg，三餐时嚼服	5.5	10.8	5.4	9.4	8.7	4.6	6.7
6月19日	门冬30胰岛素早12U，晚8U 阿卡波糖片50mg，三餐时嚼服	6.3						

2. 预后和随访

患者住院治疗 19 天，血糖控制平稳后出院。2 周后复诊，自我监测血糖：空腹 5.6 mmol/L，早餐后 2 小时 9.7 mmol/L；午餐前 8.0 mmol/L，午餐后 2 小时 10.4 mmol/L；晚餐前 8.3 mmol/L，晚餐后 2 小时 8.6 mmol/L；睡前 5.8 mmol/L。

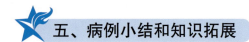

五、病例小结和知识拓展

该患者为新发糖尿病患者，根据 2013 年中国 2 型糖尿病防治指南，空腹血糖 > 11.1 mmol/L，HbA_{1c} > 9%，应早期给予启动胰岛素强化治疗，该患者经过住院早期每日 4 次胰岛素注射强化降糖治疗后空腹血糖得到有效控制，餐后血糖初期不达标，理论上餐后血糖应在餐前血糖基础上升高 2～3 mmol/L，故根据三餐后血糖情况针对性小剂量（2～4 U）调整餐前短效胰岛素剂量，平稳控制餐后血糖达标。该患者 2017 年 6 月 6 日测空腹血糖 7.9 mmol/L，早餐后血糖 14.3 mmol/L，晚餐后血糖 8.1 mmol/L，较餐前 13.3 mmol/L 明显降低，故给予增加基础胰岛素、早餐前门冬胰岛素 2 U，减量晚餐前胰岛素 2 U 后血糖平稳达标。经过每日 4 次胰岛素注射强化治疗 10 天后患者空腹血糖及餐后血糖均控制平稳，未见明显低血糖症状出现，考虑此时患者胰岛功能得到有效恢复、血糖控制满意，随即在目前胰岛素治疗总量基础上酌情减量转换为 2 次预混胰岛素治疗（该患者 4 次胰岛素治疗总量 32 U/d，给予调整为门冬 30 胰岛素 28 U/d 治疗）。治疗初期由于预混胰岛素中、短效及中效胰岛素比例恒定，2017 年 6 月 13 日监测血糖：空腹 5.0 mmol/L，早餐后 2 小时 11.6 mmol/L，午餐前 4.3 mmol/L，午餐后 2 小时 17.8 mmol/L，晚餐前 12.8 mmol/L，晚餐后 2 小时 4.8 mmol/L，睡前 8.7 mmol/L，空腹血糖达标，餐后血糖升高明显，同时由于患者自身胰岛素分泌高峰延迟的作用，下一餐前血糖迅速降低，低血糖风险增加。此时立即给予 α - 糖苷酶抑制剂阿卡波糖联合治疗，延缓碳水化合物吸收，起到"削峰去谷"的作用，在此基础上同时适当减少胰岛素治疗剂量（门冬 30 胰岛素早餐前减量 2 U，晚餐前减量 4 U），患者血糖逐渐控制平稳。后于 2017 年 6 月 18 日监测血糖：晚餐前 8.7 mmol/L，晚餐后 2 小时 4.6 mmol/L，睡前 6.7 mmol/L。餐后较餐前有所降低，但空腹血糖控制满意，故暂不调整晚餐前胰岛素剂量，给予停用晚餐前阿卡波糖，有效避免夜间低血糖出现。目前方案患者血糖控制满意，患者依从性良好。

六、肖建中教授点评

对初发血糖明显升高的糖尿病患者进行强化治疗，符合指南推荐。在胰岛素强化治疗中，要注意个体化，也要符合规范，是否要加用二甲双胍，要考虑胰岛素抵抗及 BMI 等因素。胰岛素强化方案的调整有些慢，应考虑胰岛素初始用量的估计是否准确，要根据体重和 BMI 初判胰岛素敏感性来估计，可能还需要完善皮质醇等检测。最好能继续完善病例的后续治疗，包括强化治疗后的序贯治疗，生活方式干预后是否能停用胰岛素也是需要考虑的问题。

（临汾市人民医院　岳　淼　范梅琳）

病例 10　反复低血糖

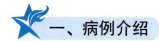

某患者，女，52岁，主诉间断口渴多饮9年，伴视物模糊，视物双影2周。

◆ **现病史**：患者9年前无明显诱因出现口渴、多饮、多尿，日饮水量大于2500 ml，排尿量与饮水量约相等。以"无明显饥饿及体重下降，口渴症状逐渐加重"而到某院就诊，门诊经相关检查后确诊为2型糖尿病，并住院给予早期胰岛素强化治疗2周，好转后出院。一直注射预混胰岛素[精蛋白生物合成人胰岛素注射液（预混30R）]早26 U，晚20 U治疗。但患者未检测血糖及定期复查，且间断口服保健品。患者间断出现饥饿、出汗，多饮多尿，体重下降症状，近半个月自觉视物模糊，有双影现象，在某医院治疗1周后效果不佳，为求系统诊治遂来我院，门诊以"2型糖尿病合并眼肌麻痹"收入院。近半个月来患者睡眠尚可，食欲佳，小便频，体重无明显变化。

◆ **家族史**：母亲糖尿病。

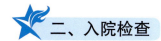

1. 体格检查

血压100/70 mmHg；心率80次/分；神清语明，活动自如，左眼球外转受限。甲状腺未见异常，心肺听诊正常，腹部未见异常，双下肢无浮肿，双足背动脉搏动正常，神经系统未见异常。

2. 实验室检查

（1）口服葡萄糖耐量试验结果如表2-14所示。

（2）抗体测定：胰岛素自身抗体2.68 U/ml（正常值0～0.4 U/ml），谷氨酸脱羧酶抗体（GADA）505.4 U/ml（正常值0～5 U/ml）；ICA（−）（注：患者9年前未做抗体测定）。

（3）生化指标：丙氨酸氨基转移酶（ALT）85 U/L，天冬氨酸氨基转移酶（AST）54 U/L，谷氨酰转肽酶（GGT）101U/L，血浆蛋白和胆红素均正常，糖化血红蛋白9.8%；肾功能正常；甘油三酯2.6 mmol/L，总胆固醇5.7 mmol/L，高密度脂蛋白胆固醇0.6 mmol/L，低密度脂蛋白胆固醇3.9 mmol/L，其他生化指标未见异常。

（4）尿常规：葡萄糖（3+），尿蛋白（1+），酮体（−）；24小时尿白蛋白定量330 mg/24h。

（5）血沉、C-反应蛋白、甲状腺功能系列均正常。

表2-14　口服葡萄糖耐量试验

时间	0小时	0.5小时	1小时	2小时	3小时
OGTT血糖（mmol/L）	10.6	15.8	20.1	19.4	10.9
C-肽（ng/ml）	0.1	0.2	0.7	0.5	0.4

注：患者9年前胰岛素释放水平为：0小时：6.1 μIU/L；0.5小时：11.3 μIU/L；1小时：19.6 μIU/L；2小时：22.5 μIU/L；3小时：18.6 μIU/L。

3. 辅助检查

（1）心电图：V1-V3、ST-T 轻度改变。

（2）双下肢动脉彩超：双侧胫前血管节段性狭窄。踝臂指数：左 0.96，右 1.23。

（3）颅脑 CT 提示多发腔隙性脑梗死。

（4）腹部超声提示轻度脂肪肝。

【眼科会诊】 眼底检查右眼视力 0.6，左眼视力 0.6；眼压：右眼 16 mmHg，左眼 18 mmHg。左眼外转受限，双眼晶状体密度增高。眼底检查示视乳头色淡红，salus 征（+），视网膜可见散在点状出血灶及软性、硬性渗出灶，中心凹反光存在。眼科诊断为糖尿病合并视网膜病变（Ⅱ期）、左眼外展神经麻痹。

三、诊断

（1）确定诊断：①成人迟发性自身免疫性糖尿病（LADA）？②糖尿病合并眼底视网膜病变，合并外展神经麻痹，合并肾病，合并下肢动脉闭塞症；③高脂血症；④轻度肝损伤。

（2）诊断依据：①患者有糖尿病史 9 年，初诊时胰岛功能尚可，但一直注射胰岛素治疗，患者依从性差，间断出现饥饿、心慌，近两周自觉视物双影。②患者左眼外转受限。③ HbA_{1c} 9.8%，空腹血糖 10.6 mmol/L，胰岛功能 C- 肽曲线低平；自身免疫抗体：GADA 505.4 U/ml（正常值：0 ~ 5 U/mL）；ALT 85 U/L，AST 54 U/L，GGT 101 U/L；血脂：TG 2.6 mmol/L，TC 5.7 mmol/L，HDL-C 0.6 mmol/l，LDL-C 3.9 mmol/L。④眼科会诊：糖尿病合并视网膜病变（Ⅱ期）；左眼外展神经麻痹。

四、治疗

1. 治疗方案

（1）根据目前症状，可疑该患有低血糖现象，尤其可疑有"苏木杰"现象，在原方案不变的前提下监测 8 次血糖，其结果如表 2-15 所示。

表 2-15　8 次血糖检测结果（mmol/L）

时间	早饭前	早饭后	午饭前	午饭后	晚饭前	晚饭后	睡前	凌晨 3 点
血糖	11.2	18.6	4.1	25.2	16.8	10.3	4	3.3

（2）嘱患者立即停用保健品（可疑含有降糖药物），重新调整降糖方案为：①门冬胰岛素早 10 U- 中 8 U- 晚 8 U，②睡前甘精胰岛素注射液 10 U，并给予糖尿病饮食及运动指导。三天后监测血糖结果如表 2-16 所示。调整胰岛素方案后，患者未再出现心慌、饥饿等低血糖症状。

表 2-16　三天后监测血糖结果（mmol/L）

时间	早饭前	早饭后	午饭前	午饭后	晚饭前	晚饭后	睡前	凌晨 3 点
血糖	7.9	15.5	9.2	11.8	7.8	11.6	8.6	8.2

（3）调整胰岛素用量：①门冬胰岛素早 12 U- 中 10 U- 晚 10 U；②睡前甘精胰岛素注射液 12 U。两天后监测血糖结果如表 2-17 所示。

表 2-17 两天后监测血糖结果（mmol/L）

时间	早饭前	早饭后	午饭前	午饭后	晚饭前	晚饭后	睡前	凌晨 3 点
血糖	10.6	9.2	/	8.7	3.5	8.9	5.6	4.2

（4）患者再次出现低血糖数值，但患者自觉症状却不明显，精细调整胰岛素剂量为 1 U 增减：①门冬胰岛素早 12 U- 中 9U- 晚 10 U；②睡前甘精胰岛素注射液 11 U。两天后监测血糖结果如表 2-18 所示。

表 2-18 两天后监测血糖结果（mmol/L）

时间	早饭前	早饭后	午饭前	午饭后	晚饭前	晚饭后	睡前	凌晨 3 点
血糖	6.3	9.5	7.1	9.2	6.8	8.5	8.6	6.7

（5）针对其他相关并发症给予联合用药：如甲钴胺、前列地尔静滴；B 族维生素、阿司匹林、阿托伐他汀钙、羟苯磺酸钙、贝前列腺素钠、厄贝沙坦、黄葵胶囊等口服。

2. 预后和随访

每 3 个月随访一次，一年内患者出现过 10 余次较重低血糖（即心慌、大汗、手抖，但未昏迷，可自救），常见原因如下：

（1）参加饭局或忙于家务使注射药物与进餐时间间隔过长导致低血糖。
（2）只吃菜未吃主食导致低血糖。
（3）晚餐后运动时间过长，睡前出现低血糖症状，血糖 3.4 mmol/L。
（4）有一天中餐因为忘记，重复注射一次导致低血糖。
（5）到三亚旅游时，多次出现低血糖，经电话咨询后，减少胰岛素的剂量而避免低血糖。
（6）还有找不到原因的低血糖，可能和局部吸收或变异性有关。

五、病例小结和知识拓展

1. 病例小结

患者为中年女性，9 年前在当地诊断为 2 型糖尿病，并给予早期胰岛素强化治疗，出院后一直注射胰岛素治疗，但很少自我监测血糖及定期到医院复查，间断服一些保健品或不正规药物。本次就诊是因为视物双影、血糖特别高而住院治疗。

查体：血压 100/70 mmHg，脉搏 80 次 / 分，左眼外转受限，其他未见阳性体征。检查：空腹血糖 10.6 mmol/L，餐后血糖 19.4 mmol/L，HbA_{1c} 9.8%；尿常规：葡萄糖（3+），尿蛋白（1+），酮体（－），24 小时尿白蛋白定量 330 mg/24h；双下肢动脉彩超示双侧胫前血管节段性狭窄。踝臂指数：左 0.96，右 1.23；血脂：TG 2.6 mmol/L，TC 5.7 mmol/L，HDL-C 0.6 mmol/L，LDL-C 3.9 mmol/L。

临床诊断：①成人迟发性自身免疫性糖尿病？糖尿病合并眼底视网膜病变，合并外展神经麻痹，合并肾病，合并下肢动脉闭塞症；②高脂血症，轻度肝损伤。

治疗经过：经1天8次的血糖监测后发现患者有低血糖存在，经多次、精细调整胰岛素方案后无低血糖症状。其他联合改善微循环、营养神经、他汀类降脂药、抗血小板聚集、羟苯磺酸钙、贝前列腺素钠等口服药，患者症状、体征明显改善后出院。随访一年内有多次低血糖现象，大部分是因为生活方式问题，因该患者胰岛功能低下，外源胰岛素吸收变异性等问题，而使患者血糖波动较大。

2. 知识拓展

糖尿病患者应用降糖药时，血糖小于3.9 mmol/L被称作低血糖。低血糖症是一组多种病因引起的以静脉血浆葡萄糖（简称血糖）浓度过低，临床上以交感神经兴奋和脑细胞缺氧为主要特点的综合征。低血糖的症状通常表现为出汗、饥饿、心慌、颤抖、面色苍白等，严重者还可出现精神不集中、躁动、易怒，甚至昏迷等。该患者在家中注射大量胰岛素，且还服用针对糖尿病患者的"保健品"（考虑有格列本脲类药物），是边远地区患者经常发生的事件，轻度低血糖常常无感觉，监测血糖的频率不够，常常只查空腹，不查餐后及餐前、睡前血糖。

糖尿病合并低血糖是指因为治疗不当而致的血糖持续性过低的现象。糖尿病低血糖的原因可由多种病因造成。最常见低血糖原因为胰岛素治疗和磺脲类药物，其发生率约占20%，亦是常见的急症之一。在药物治疗前或治疗中，当病情恶化时，既要想到高血糖，又要想到由于某种并存病的发展或治疗不当所致的低血糖。糖尿病如反复出现低血糖，可考虑同时患有垂体、甲状腺、肾上腺等功能低下或肝肾功能障碍，或与伴有胰岛素增强的某些肿瘤存在。当用强效胰岛素促泌剂或胰岛素治疗后，血糖反而升高，提示低血糖后出现反应性高血糖（Somogyi效应）（该病例入院前凌晨低血糖反应性空腹高血糖就是此现象）。因此，当治疗好转后，出现皮肤多汗、躁动、心率快，应考虑低血糖的可能。

糖尿病合并低血糖的常见原因主要包括以下几方面：

（1）胰岛素：①胰岛素剂量过大：常见于糖尿病治疗的初期和糖尿病的强化治疗期间。②运动：如运动量过大未及时调整胰岛素剂量常可导致运动后低血糖，尤其当胰岛素注射在运动有关的肌肉附近部位时，还可明显促进胰岛素吸收，因此，准备运动前胰岛素的注射部位以腹部为好。③不适当的食物摄取：注射胰岛素后患者未按时进食或进食减少是胰岛素治疗糖尿病患者发生低血糖最常见的原因之一，可发生在患者外出就餐或旅行时，此时患者可随身自带一些干粮以防止低血糖；生病时欲不佳应适当减少胰岛素剂量，如不能进食应静脉给予补液、葡萄糖和胰岛素。④其他：注射部位局部环境变化，合并肾功能不全、糖尿病胃瘫痪、并发低皮质醇血症等。

（2）口服降血糖药物：所有促进胰岛素分泌的口服降糖药物（包括磺脲类和非磺脲类胰岛素促泌剂）均可导致低血糖，其中以格列本脲导致低血糖的危险性最大和最严重。相对而言，格列吡嗪、格列喹酮、格列美脲和一些非磺脲类胰岛素促泌剂，如瑞格列奈和那格列奈等的低血糖发生率较低。临床单独应用双胍类、α-糖苷酶抑制剂、噻唑烷二酮衍生物（胰岛素增敏剂）和纯中药制剂，一般不会导致低血糖，但如与胰岛素或磺脲类药物联合应用，则可能增加低血糖发生的机会。某些中成药（如消渴丸）可能因其含有磺脲类药物，应用时应注意避免低血糖。

（3）联合应用某些药物：胰岛素或磺脲类药物治疗糖尿病患者联合应用其他可能增强胰岛素或磺脲类药物降血糖作用的药物，而诱发低血糖。①乙醇：乙醇可抑制肝脏的糖异生作用，饮酒可掩盖低血糖的警觉症状，因此，糖尿病患者尽可能避免饮酒，尤其应避免在空腹情况下饮酒。②水杨酸类：水杨酸类药物具有一定的降血糖作用，曾一度被用作降糖药物，该类药物的降血糖的机制不明确，可能与其大剂量刺激胰岛素分泌有关。另外，他们可置换与蛋白结合的磺脲类药物，使磺脲类药物治疗的糖尿病患者低血糖发生的机会增加。如糖尿病患者需同时应用水杨酸类药物如阿司匹林等进行解热止痛，应从小剂量开始，并注意监测血糖。③β受体阻滞剂：应用β受体阻滞剂，尤其是非选择性β受体阻滞剂的糖尿病患者，低血糖发作的机会可能增加，在某些患者可导致严重低血糖。由于β受体阻滞剂阻断了低血糖时肾上腺素的反调节作用，常使低血糖的恢复延迟。另一个比较重要的问题是，由于β受体阻滞剂抑制了低血糖时肾上腺素能介导的心动过速和心悸等重要的体征和症状，从而降低了患者对低血糖的警觉，因此，对应用β受体阻滞剂的糖尿病患者应给予适当的注意。④其他：有些药物如血管紧张素转换酶抑制剂、单胺氧化酶抑制剂、苯妥英钠、三环类抗抑郁药物、磺胺类药物和四环素等与降血糖药物联合应用也可能导致糖尿病患者低血糖发生率增加。

（4）过量应用胰岛素或磺脲类药物：少见的情况是一些糖尿病患者可能过量应用胰岛素或磺脲类药物而导致人为的低血糖。如果是由于外源性胰岛素所致，患者常表现为高胰岛素血症，而血浆C肽的免疫活性受到显著抑制。

（5）迟发性餐后低血糖：2型糖尿病患者早期因β细胞对葡萄糖刺激的感知缺陷，早期胰岛素释放障碍，导致餐后早期高血糖，胰岛素释放的高峰时间延迟且胰岛素的释放反应加剧，而常在餐后3～5小时出现反应性低血糖，又称迟发性餐后低血糖。

糖尿病低血糖早期发现及时治疗，一般预后良好。对于低血糖昏迷的患者，经过及时抢救治疗，多数仍可恢复。但对于严重低血糖昏迷的患者，经过时间较长，虽经抢救治疗，但对脑细胞损害严重，难以逆转，会留有不良后遗症，如记忆力减退、反应迟钝，甚至痴呆等。1型糖尿病患者发生低血糖昏迷的病情严重，预后不佳。少数老年糖尿病低血糖患者易并发糖尿病心脏病、心律不齐、心肌梗死等。应广泛开展宣传教育，使糖尿病患者及其家属了解低血糖的病因与症状。糖尿病患者要做到定期检查血糖、尿糖，发现有低血糖倾向时与医生密切合作，及时口服糖水或遵医嘱治疗。在注射胰岛素或口服降糖药时，避免大剂量或自行增加剂量。胰岛素注射后要按规定进餐。同时，饮食结构应合理，防止偏食（只食用蛋白质和脂肪）。此外，对于经常在早餐前发生空腹性低血糖的患者，要排除胰岛素瘤。胰岛素瘤可行外科手术切除肿瘤。

六、肖建中教授点评

本例患者应诊断为1型糖尿病，原因是患者自诊断后就一直用胰岛素治疗，血糖波动大，GADA阳性。1型糖尿病患者不适合使用预混胰岛素治疗，需要1日4次（三短一长）注射或泵射。前者可能使血糖更难以平稳控制。

（牡丹江心血管病医院糖尿病分院　于艳梅）

病例 11 糖尿病严重低血糖的典型病例（Houssay 综合征）

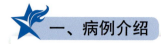

一、病例介绍

覃某，女，73岁，主诉糖尿病 20 年，意识障碍 1 小时。

◆ **现病史**：患者于 20 年前确诊 2 型糖尿病，长期使用胰岛素方案（门冬胰岛素 30 早晚各 16 U），每日规律皮下注射胰岛素，但未系统监测血糖，曾经多次出现低血糖事件，进食后可自行缓解。据家属代诉，今日午餐进食 1 两米饭，与往日相同，1 小时前无诱因出现意识障碍，呼之不应，颜面苍白，无抽搐，无口吐白沫，无大汗淋漓。120 急诊送入院，急查指尖血糖为 1.8 mmol/L。3 个月前，患者明显乏力，周身酸痛，间断性眩晕，食欲较前明显下降，不思油腻，常有饱腹感，无恶心、呕吐、嗳气和返酸，无胃区疼痛。

◆ **既往史**：高血压病史 20 年，脑卒中病史 8 年，无甲状腺功能亢进、甲状腺功能减退病史，无冠心病史。

◆ **家族史**：其母亲有糖尿病和高血压，其父亲有高血压，无其他遗传性疾病家族史。

二、入院检查

1. 体格检查

血压 100/70 mmHg，心率 85 次 / 分，律齐，呼吸 26 次 / 分，无急促。患者发育正常，营养适中，自动体位，神志不清，急诊 120 送入院。皮肤色泽略显苍白，弹性良好，无黄染，未见皮疹及出血点，无肝掌和蜘蛛痣。颊下、颌下、颈部、锁骨上、腋窝、腹股沟淋巴无肿大。

（1）头部及器官：头颅大小正常，无畸形，毛发浓密分布均匀。眼无倒睫，无脱眉，眼睑无水肿，结膜不充血，巩膜无黄染，角膜透明，两侧瞳孔等大等圆，对光反应正常，眼球运动正常，视力粗测正常。两耳廓正常，外耳道无脓性分泌物，乳突区无压痛，两耳听力粗测正常。鼻通畅，鼻中隔无偏曲，鼻翼无扇动，鼻窦区无压痛，无流涕和出血。唇不发绀，无龋齿、义齿、缺齿。牙龈不肿胀，无溢脓及色素沉着，口腔黏膜无溃疡、出血点，舌质淡，苔薄白，扁桃体不肿大，咽无充血，悬雍垂居中。颈部两侧对称，无颈强直，无颈静脉怒张及颈动脉异常搏动，甲状腺不肿大，无血管杂音，气管居中。胸部胸廓无畸形，乳房两侧对称，胸式呼吸为主，呼吸节律规整。

（2）肺脏：视诊胸式呼吸稍弱，节律正常，两侧对称；触诊两侧呼吸动度相等，语音震颤无增强，无胸膜摩擦感；叩诊呈清音，肺下缘位于右锁骨中线第五肋间，肩胛线第九肋间；左侧肩胛线第十肋间，呼吸移动度 3 cm；听诊两侧呼吸音清晰，无病理性呼吸音，未闻及胸膜摩擦音。

（3）心脏：视诊心前区无隆起，心尖搏动位于左侧第五肋间，左锁骨中线内 0.5 cm，搏动范围直径约 1.5 cm；触诊心尖搏动位置同上，心尖部无震颤，摩擦感，抬举性冲动；叩诊心浊音界如表 2-19 所示。锁骨中线距前正中线 8.5 cm；听诊心率 85 次 / 分，律齐，第一心音无增强，各瓣膜区未闻及杂音和心包摩擦音。桡动脉搏动有力，节律整齐，无奇脉或脉搏短绌。水冲脉，血管弹性正常，脉率 85

次/分；周围血管征：无毛细血管搏动和枪击音。

（4）腹部：视诊腹无膨隆，未见腹壁静脉曲张及蠕动波；触诊腹壁柔软，无肌紧张，无压痛及反跳痛，肝脾肋下未触及。无液波震颤，未触及包块；叩诊肝脾区均无叩击痛，无移动性浊音，双肾区无叩痛；听诊肠鸣音正常，4次/分，未闻及血管杂音。

（5）其他：肛门及生殖器未检。脊柱及四肢脊柱无畸形，活动自如，关节无红肿，下肢无可凹陷性水肿。神经系统皮肤划纹征（－），生理反射存在，未引出病理反射。甲状腺专科检查：甲状腺未触及。其他系统查体无阳性体征。

表2-19 叩诊患者心浊音界

右（cm）	肋间	左（cm）
2.3	Ⅱ	3
2.3	Ⅲ	3.5
2.8	Ⅳ	7
/	Ⅴ	8

2. 实验室检查

随机急诊指尖血糖1.8 mmol/L，静脉随机血糖1.7 mmol/L；上午8点测血皮质醇82.8 nmol/L；促肾上腺皮质激素（ACTH）15.8 pmol/L；甲状腺功能：三碘甲状腺原氨酸2.7 pmol/L、游离甲状腺素7.9 pmol/L、促甲状腺激素0.01 mIU/L；血电解质、肝肾功能、血气分析、血酮体和血乳酸定量正常。头颅CT示基底节区陈旧性梗死灶。

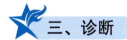

三、诊断

（1）临床诊断：①糖尿病，低血糖昏迷，Houssay综合征；②脑梗死恢复期。

（2）诊断依据：①糖尿病病史20年，脑卒中病史8年，长期使用预混胰岛素方案；②静脉随机血糖1.7 mmol/L伴昏迷；③肾上腺皮质功能减退（中枢性）：上午8点测血皮质醇82.8 nmol/L；ACTH 15.8 pmol/L；④甲状腺功能减退（中枢性）：FT3 2.7 pmol/L，FT4 7.9 pmol/L，TSH 0.01 mIU/L。

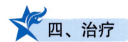

四、治疗

1. 诊疗计划

（1）从病史看，患者3个月前即出现肾上腺皮质功能减退情况。

（2）低血糖抢救：氢化可的松100 mg+50%葡萄糖溶液（GS）静滴。

（3）肾上腺皮质功能替代：氢化可的松片10 mg（早）、5 mg（晚）替代治疗至皮质醇正常范围后，启用左甲状腺素钠片逐步调整剂量至50 μg qd至甲状腺功能正常。

（4）停用胰岛素方案。

（5）阿卡波糖50 mg tid+二甲双胍肠溶片0.25 g qn，血糖控制基本达标，带药出院。

【血糖监测】长期随访，患者血糖维持于早空腹8.0 mmol/L左右，早餐后2小时血糖10.0 mmol/L左右，糖化血红蛋白 8.0% 左右。

【进一步治疗】每周监测空腹和餐后血糖，每月监测血皮质醇和甲状腺功能，每 3 个月监测 HbA_{1c}。依据监测结果酌情调整口服药物方案。不考虑启用胰岛素方案。

2. 预后和随访

制定患者个体化目标为 HbA_{1c} 8.0% 左右，基本达标。肾上腺皮质功能和甲状腺功能经激素替代后正常达标。

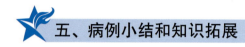

五、病例小结和知识拓展

（1）病史特点

老年糖尿病患者，既往大血管并发症史；长期预混胰岛素治疗，顽固性低血糖反应；下丘脑-垂体-肾上腺皮质轴功能减退；下丘脑-垂体-甲状腺轴功能减退。

（2）思考

顽固性低血糖原因？肾上腺皮质轴、甲状腺轴功能减退原因？糖尿病与轴功能减退是否相关？该患者如何诊治？

（3）Houssay 综合征病理机制

1930 年由 Houssay 医生首次报道，又称糖尿病消失综合征，女性常见。基本理论是在原有糖尿病的基础上，由于各种病症如炎症、缺血等引起垂体前叶功能减退症，导致腺垂体激素分泌不足，进而逐渐出现甲状腺、肾上腺皮质功能减退，周围组织对胰岛素敏感性增高，易发生低血糖反应。目前，明确的病理机制是在长期糖尿病基础上并发垂体门脉血管硬化、狭窄或闭塞，导致垂体前叶功能减退。由于肾上腺皮质拮抗低血糖机制损害，此类患者具有严重低血糖风险，不宜长期使用胰岛素方案。当发生严重低血糖事件时，在静脉输注葡萄糖前提下，需要及时启用静脉糖皮质激素抢救。因此，长期降糖方案以无低血糖风险的口服药物为主，包括二甲双胍、葡萄糖苷酶抑制剂、DPP-4 抑制剂等，同时要关注腺垂体功能，并确保激素替代后正常。

六、肖建中教授点评

垂体前叶功能减低合并 2 型糖尿病少见，本例报道对增加读者对糖尿病低血糖原因的认识有很好的作用，同时对该类患者如何应用降糖药物也有很好的借鉴。有关垂体前叶功能的试验、影像学检查，以及胰岛、甲状腺等自身抗体测定有助于排除自身免疫引起的多发性内分泌腺体病。

（山西省运城同德医院　路文盛）

呼吸感染相关病例篇

病例 1　社区获得性肺炎

一、病例介绍

某患者，男，60 岁，主诉发现血压升高 30 年，发热、尿频、尿急 5 天，咳嗽、咳痰 3 天，腹泻 1 天入院。

- **现病史**：患者 5 天前无诱因出现发热，伴畏寒，无寒战，无咽痛，感轻微尿频、尿急，无尿痛和腰痛。就诊泌尿外科，查血常规：白细胞 13.42×10^9/L，中性粒细胞百分比 87.7%。考虑尿路感染，给予头孢西丁 2.0 g bid 静脉滴注。2 天后出现咳嗽，少量白痰，偶见肉眼血尿。查尿常规：白细胞 25 个 /μl（+），尿红细胞 250 个 /μl（++++），酮体 5 mg/dl（+），尿蛋白 150 mg/dl（+++）。就诊于肾内科，给予"阿莫西林/舒巴坦"治疗。患者仍反复发热，最高体温 40.0℃，并出现水样便，无脓血，无里急后重，就诊于感染科。
- **既往史**：前列腺炎，平素亦有尿频、尿不净，无糖尿病、心脏病等慢性病史。
- **个人及家族史**：近期无旅游史，退休在家照顾患晚期肿瘤的妻子。

二、入院检查

1. 体格检查

体温 39.9℃，呼吸 22 次 / 分，脉搏 136 次 / 分，血压 136/84 mmHg。意识恍惚，精神差，双肺呼吸音粗，左下肺可闻及湿啰音，心律齐，心率 136 bpm/min，各瓣膜区未闻及杂音，无明显压痛及反跳痛，肝区轻叩痛，双下肢无水肿。

2. 实验室检查

（1）便常规：黄糊便，红细胞 2 个 /HP，白细胞 4 个 /HP，潜血（+）。

（2）细胞免疫：CD3、CD4 双阳性细胞 152 个 /μl（正常值：410～1120 个 /μl），CD3、CD8 双阳性细胞 26 个 /μl（正常值：240～880 个 /μl）。

（3）尿常规：大量异常形态红细胞。

（4）降钙素原（PCT）：3.12 ng/ml。

（5）血生化：天冬氨酸氨基转移酶（AST）183 U/L，丙氨酸氨基转移酶（ALT）60 U/L，肌酸激酶 3518 U/L，磷酸肌酸激酶同工酶（CK-MB）6.1 ng/ml，心肌肌钙蛋白 I 0.02 ng/ml，乳酸脱氢酶 390 U/L，尿素氮 6.12 mmol/L，肌酐 131.50 μmol/L，钠 128.0 mmol/L，钾 3.0 mmol/L，氯 89.8 mmol/L。

（6）血气分析：pH 7.40，PaO_2 70 mmHg，$PaCO_2$ 25 mmHg。

3. 辅助检查

胸部 CT 示左肺斑片影，边界不清楚，可见支气管充气征，有少量胸水。

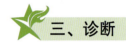

三、诊断

（1）临床诊断：社区获得性肺炎（CAP）。

（2）诊断依据：本例患者为老年人，既往体健，急性起病，先后出现泌尿系统、呼吸道和消化道三个系统受累症状，肺部影像学有发现。在急性发热的鉴别诊断中，感染占第一位，患者与常见肺炎不同之处是不以呼吸道为首发症状，同时伴其他脏器受累表现。患者有发热伴呼吸道症状，同时听诊有湿啰音，可以考虑 CAP，而影像学又得到了进一步确认，因此 CAP 的临床诊断没有问题。

由于患者多脏器受累、尿中有大量尿蛋白和红细胞，需与非感染性疾病如血管炎鉴别。本例患者虽然肾脏受累，但其肺脏的影像学与常见的血管炎影像学不太一致。一般血管炎是双肺多叶弥漫性受累，因此可排除血管炎。

【病情评估】肺炎患者必须进行病情评估，目前临床有 CURB-65 和肺炎严重指数（PSI）两种评分标准，两种都可使用。CURB-65 评分较为简便实用，对于患者预后的评估可能更好，PSI 评分稍微复杂。

CURB-65 评分中的"C"代表意识状态，"U"为肾功能，此两项患者各有 1 分，"R"为呼吸，"B"为血压，本例患者均正常；此外，患者年龄 60 岁（< 65 岁）。因此，患者的 CURB-65 评分为 2 分（虽然患者尿素氮正常，但是肌酐已经升高，故也计 1 分），病情为中度。

经 PSI 评估，本例患者年龄 60 岁，得 60 分；意识状态 20 分，电解质钠 10 分，胸腔积液 10 分，总分 100 分，可评为 PSI 4 级，为重度。

【病原体分析】细菌性肺炎最常见的是肺炎链球菌感染，二代头孢对肺炎链球菌耐药率将近 50%，但阿莫西林/β-内酰胺酶抑制剂是很好的抗肺炎链球菌药物，而本例患者疗效不佳，因此，需考虑其他病原学。

患者急性起病，血象较高，有浓痰，除发热、咳嗽等呼吸道症状外，还伴有消化道和精神症状，同时有肝功能和肾功能受损。此时，需要考虑非典型病原体感染（图 3-1）。支原体感染后往往白细胞正常，而军团菌感染后白细胞升高，且以中性粒细胞升高为主。

【病原学诊断】住院 CAP 患者尤其是重症患者在进行经验性抗感染治疗的同时，应积极进行病原学检查。特定临床情况下的 CAP 病原学检查项目建议如表 3-1 所示，本例患者军团菌抗原检查结果阳性，可确诊为军团菌肺炎。

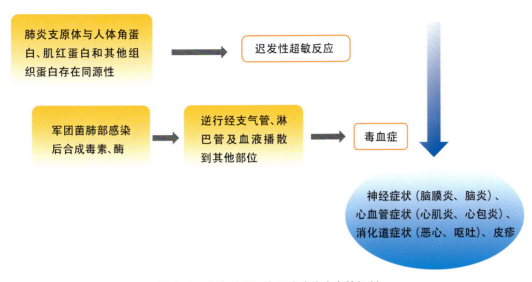

图 3-1　非典型病原体导致肺外病变的机制

表 3-1　特定临床情况下 CAP 病原学检查项目的建议

临床情况	痰涂片及培养	血培养	胸腔积液培养	支原体/衣原体/军团菌筛查	呼吸道病毒筛查	嗜肺军团菌1型尿抗原	肺炎链球菌尿抗原	真菌抗原	结核筛查
群聚性发病				√	√	√			
初始经验性治疗无效	√	√		√	√	√	√		
重症 CAP	√	√		√	√	√	√		
特殊影像学表现									
坏死性肺炎或合并空洞	√	√						√	√
合并胸腔积液	√	√	√	√		√	√		√
双肺多叶病灶	√	√		√	√	√			√
基础疾病									
合并慢阻肺	√								
合并结构性肺疾病	√								√
免疫缺陷	√	√		√	√	√	√	√	√
发病前 2 周内外出旅游史						√			

注：免疫缺陷患者除应进行比较全面的常规 CAP 病原学检查外，还应进行痰涂片查人肺孢子菌、巨细胞病毒核酸检测。

四、治疗

1. 经验性治疗

【药物选择】莫西沙星 0.4 g ivgtt。

【用药依据】非典型病原体的临床特点：支原体、衣原体和军团菌这三种病原体引起的肺炎具有许多共同特点：①均通过呼吸道传播，并可引起局部流行；②临床症状缺乏特异性，常伴有肺外症状；③敏感抗生素均为大环内酯类、呼吸喹诺酮类、四环素类。

肺炎支原体治疗中需要关注的重要问题就是其对大环内酯类药物的耐药问题。感染大环内酯类药物耐药的肺炎支原体菌株将增加临床治疗难度，导致患者治疗时间延长，使用及更换抗生素频率及强度增加，加重医疗负担。2000 年，日本发现第一株对红霉素耐药的肺炎支原体菌株。我国 CAP 患者中分离到的肺炎支原体对大环内酯类抗生素耐药率急剧攀升。目前，我国儿童患者耐药率达 90% 以上，成人患者耐药率达 60% 以上。如何早期识别大环内酯类药物耐药的菌株及其治疗？临床经过聚合酶链反应（PCR）等方法确诊的肺炎支原体感染病例发现，如果使用大环内酯类抗生素治疗 72 小时后，发热等症状仍无明显改善，应考虑大环内酯耐药菌株感染的可能。对于成人，建议换用呼吸喹诺酮类药物（疗程 1~2 周）或四环素类抗生素。对于儿科患者，8 岁以上儿童可使用四环素类药物治疗。比较担心的是耐药支原体重症肺炎的治疗，轻症可自愈，重症如无效，慎重考虑超适应证用药，如四环素，甚至呼吸喹诺酮类药物。

对于军团菌肺炎的治疗，免疫功能正常的轻、中度军团菌肺炎患者，可采用大环内酯类、四环素或呼吸喹诺酮类单药治疗；对于重症病例、单药治疗失败、免疫功能低下患者，建议呼吸喹诺酮类药物联合利福平或大环内酯类药物治疗。当呼吸喹诺酮类药物联合大环内酯类药物治疗时，应警惕发生心脏电生理异常的潜在风险。

2. 治疗调整和随访

给予莫西沙星 0.4 g ivgtt 治疗 2 天，患者精神好转，体温正常，7 天后出院，肾功能、肝功能、便常规和尿常规恢复正常。出院后继续口服莫西沙星 7 天停药，一个月后复查肺 CT 示病灶吸收。

五、病例小结和知识拓展

这是 1 例典型的 CAP 病例，根据指南推荐的六步法进行诊治。CAP 的总体推荐药物主要是 3 大类：β-内酰胺类（包括一代、二代、三代头孢，常用头孢曲松）、青霉素类如阿莫西林，以及呼吸喹诺酮类如左氧氟沙星、莫西沙星。非典型病原体 β-内酰胺类治疗无效，主要使用大环内酯类和呼吸喹诺酮类。大环内酯类药物如四环素类可以用于支原体感染，主要是口服用药，无静脉制剂，但在我国成人中，大环内酯类药物的耐药率很高。

患者有典型的肺外表现，如腹泻、低钠、低氯、意识障碍，有大量尿蛋白和尿红细胞，多脏器受累，对于这类患者，应考虑军团菌感染。如果患者有溶血性贫血，则应考虑支原体感染。本例患者住院前期的经验性治疗失败，这对于后期的病情评估和病原学推断很有帮助。军团菌肺炎患者常以重症为主，死亡率较高。

在病情评估方面，需要强调的是，不能把重症肺炎和多重耐药菌画等号。重症肺炎常见肺炎链球菌感染，而肺炎链球菌并不是多重耐药菌，常用的阿莫西林、头孢曲松等基本都敏感，并不需要使用亚胺培南西司他丁、万古霉素等药物。

本例患者选择莫西沙星单药治疗，是因为莫西沙星可全面覆盖肺炎链球菌和非典型病原体，绝大多数患者单用即可，没有必要联合 β-内酰胺类药物，国内外指南也推荐单用呼吸喹诺酮类药物作为 CAP 患者初始经验性治疗的选择之一。此外，莫西沙星起效快，可快速缓解症状，该药同时有静脉和口服制剂，在患者病情稳定后，可及时转换为口服制剂，进行静脉 - 口服序贯治疗。重症肺炎的治疗需要覆盖非典型病原体，尤其是军团菌。在这方面，呼吸喹诺酮类药物也是合适的选择。对于军团菌肺炎的疗程，一般为 10 天至 2 周，病情重的患者可以进一步延长。当然一般细菌性肺炎还是主张短疗程。

（首都医科大学附属北京朝阳医院　谷　丽）

病例2　河北省首例人感染H7N9禽流感重症患者的救治

一、病例介绍

赵某，男，57岁，主诉发热6天，喘憋、胸闷1天。

- **现病史**：患者入院前6天无明显诱因出现发热，体温最高39.5℃，伴咽痛，于当地村卫生室给予口服退热药物治疗，效果差，仍间断发热，并出现咳嗽、咳暗红色血性痰，入院前1天患者出现喘憋、胸闷，不能平卧，就诊于衡水市某二甲医院，诊断为"肺部感染"，给予"美罗培南1.0 g静滴q8h"抗感染治疗，患者症状仍进行性加重，为进一步诊治就诊于我院，以"肺部感染"收入我科。
- **既往史**：既往糖尿病史半年，口服"格列美脲1片1次/日"，平素血糖控制在正常范围；高血压病史半年，血压最高150/90 mmHg，口服氨氯地平5 mg 1次/日，血压控制于130～140/70～80 mmHg，余无特殊。

二、入院检查

1. 体格检查

体温（T）37.2℃，脉搏（P）154次/分，呼吸（R）39次/分，血压（BP）192/115 mmHg，经皮血氧饱和度（SpO_2）58%（储氧面罩吸氧10 L/min）。神清，重度喘憋貌，面色发绀，双肺呼吸音粗，可闻及大量干、湿性啰音。心率154次/分，律齐，各瓣膜听诊区未闻及病理性杂音。腹软，无压痛、反跳痛，肠鸣音弱，1～2次/分。双下肢无水肿，四肢肌力、肌张力正常。

2. 实验室检查

（1）血气分析：pH 7.44，动脉血二氧化碳分压（$PaCO_2$）37.7 mmHg，血氧分压（PaO_2）31.1 mmHg（1 mmHg=0.133 KPa），碱剩余1.4 mmol/L，动脉血氧饱和度（SaO_2）61.9%，钾3.6 mmol/L，钠136 mmol/L，血糖9.0 mmol/L，乳酸0.9 mmol/L，氧合指数31.1 mmHg。

（2）血常规：白细胞（WBC）2.13×10^9/L，中性粒细胞比率（NE%）77.9%，淋巴细胞比率（LY%）18.8%，全血C-反应蛋白（CRP）188.9 mg/L，红细胞沉降率（ESR）12 mm/h。

（3）血生化：ALT 100 U/L，AST 182 U/L，乳酸脱氢酶（LDH）814 U/L，血淀粉酶537 U/L，血肌酐143 μmol/L，脂肪酶1233.6 U/L，胰淀粉酶416 U/L。

（4）X光胸片如图3-2所示。

呼吸感染相关病例篇

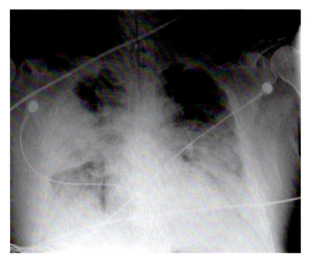

图 3-2　2016 年 5 月 26 日胸片检查结果

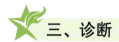

三、诊断

1. 初步诊断

根据发病特点（发病急，进展快，呼吸困难，严重低氧，氧合指数 31.1 mmHg）、胸片表现诊断为重症肺炎、Ⅰ型呼吸衰竭、急性呼吸窘迫综合征（ARDS，重度）。根据既往病史诊断为 2 型糖尿病、高血压 1 级（高危）。

2. 鉴别诊断

重症肺炎须与急性心功能不全鉴别，及时行心脏彩超，动态观察心电图变化，可鉴别；肺炎病因及病原学鉴别，行血、痰培养及咽拭子检测，以明确诊断。

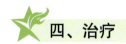

四、治疗

1. 诊疗计划

（1）监测生命体征，镇痛、镇静，有创呼吸机辅助通气，血流动力学监测。
（2）做病原学检测，明确病因，同时根据 CAP 特点经验性应用抗生素，覆盖病毒和常见细菌。
（3）密切观察其他脏器损伤情况，提供器官支持。

2. 治疗过程

入院后立即给予气管插管，接呼吸机辅助呼吸 [P-A/C 模式，预设呼吸频率 26 次 / 分，压力控制（PC）20 cmH$_2$O，呼气末正压通气（PEEP）18 cmH$_2$O，吸入氧浓度百分比（FiO$_2$）100%，指脉氧饱和度 88% 左右，目标潮气量 450 ml 左右]，并经气管插管收集气道吸出物送检病毒学检查。同时给予美罗培南 1.0 g 静滴 q8h 联合莫西沙星 0.4 g 静滴 1 次 / 日抗感染、奥司他韦 150 mg 鼻饲 2 次 / 日抗病毒治疗，注射用甲泼尼龙琥珀酸钠 80 mg q12h 抗感染，人免疫球蛋白 20 g 静滴 1 次 / 日增强免疫力、乌司他丁抑制炎症反应、生长抑素抑制胰酶分泌、胰岛素控制血糖，同时给予吗啡、咪达唑仑镇痛、镇静。

【进一步治疗】2016 年 5 月 19 日的气道吸出物 RT-PCR 检测回报 H7N9 禽流感病毒阳性，追问病史，患者发病前10天曾到过家禽养殖场,经省、市专家组联合会诊后,确诊为人感染H7N9禽流感重症病例[合并重度ARDS、感染性休克、多器官功能障碍综合征（MODS）]。立即给予负压病房单间隔离、间断俯卧位通气,抗病毒方案改为奥司他韦（150 mg 鼻饲2次/日）联合帕拉米韦（600 mg 静滴1次/日）,抗细菌方案调整为头孢哌酮舒巴坦（2.0 g 静滴q8h）联合莫西沙星（0.4 g 静滴1次/日）。

多次复查影像学提示双肺渗出性改变明显好转,每日监测H7N9病毒滴度呈明显下降趋势,帕拉米韦应用5天,于2016年5月25日停用,2016年5月29日停用奥司他韦。2016年5月30日和5月31日连续两次送检气道吸出物回报H7N9病毒转阴,解除隔离。

患者自入科至2016年5月17日晨06:00约20小时持续无尿,周身水肿,药物利尿效果差,复查血肌酐升至380 μmol/L、ALT 146 U/L、AST 310 U/L、血淀粉酶705 U/L、脂肪酶678.3 U/L,均较前明显升高,出现MODS。立即行床旁血液净化治疗[连续性静脉-静脉血液滤过（CVVH）模式,治疗剂量35 ml/(kg·h)]。同时气道内吸出大量铁锈色泡沫痰,氧合难以维持,指脉氧饱和度进一步下降,为76%～82%,调整呼吸机模式为容控模式,预设呼吸频率24次/分,VC 400 ml（计算理想体重75 kg）,FiO_2 100%,采用PEEP递增法进行肺复张,并滴定PEEP值23 cmH_2O,指脉氧饱和度维持于88%～90%范围内,平台压为26～32 cmH_2O。

重症肺炎须与急性心功能不全鉴别,及时行心脏彩超、动态观察心电图监测,可鉴别;肺炎病因及病原学鉴别,行血、痰培养及咽拭子检测,以明确诊断。

患者于2016年5月17日下午15:00出现血压下降、收缩压为70～85 mmHg,床旁超声显示心脏高动力表现,考虑感染性休克,加用去甲肾上腺素升高血压,目标平均动脉压为65 mmHg,并适当增加液体入量（晶体和胶体）,24小时内液体正平衡1000 ml左右。

患者自2016年5月17日夜间开始尿量逐渐增多,每小时90～170 ml。继续床旁血液净化治疗,在保证组织灌注情况下,实行限制性液体管理策略,每日液体负平衡。复查肝酶、心肌酶、血肌酐、胰酶均逐渐降至正常,肠外营养逐渐过渡至肠内营养,于2016年5月20日停血液净化,2016年5月25日停用去甲肾上腺素,平均动脉压稳定在75～85 mmHg。

患者2016年5月18日送检外周血T淋巴细胞检测及亚群分析,显示T淋巴细胞占总淋巴细胞比例为15.71%（正常参考值为62.70%～75.40%）、$CD4^+/CD8^+$比例为1.20（正常参考值1.46～2.26）,随着病情好转,2016年6月14日复查显示T淋巴细胞较前明显增多,升至52.4%,$CD4^+/CD8^+$比例升至1.44。

随着治疗的推进,患者氧合指数逐渐改善,2016年5月26日以后体温及白细胞逐渐降至正常,逐渐减轻镇静深度并下调呼吸机支持条件。2016年5月30日病情稳定,外出行胸部CT检查显示两肺渗出表现仍然比较明显,两肺斑片状磨玻璃密度影及实变影,内可见支气管充气征（图3-3）,但一般情况明显好转。于2016年6月日调整呼吸机模式为压力支持通气（PSV）模式,PS 14 cmH_2O,PEEP 5 cmH_2O,FiO_2 40%,监测指脉氧饱和度为94%～97%,计算氧合指数250 mmHg。患者停用镇静药物后,神志清楚,咳嗽反射良好,于2016年6月3日间断停用呼吸机锻炼呼吸功能,2016年6月6日拔除气管插管。2016年6月8日患者病情平稳,转入普通病房继续巩固治疗。2016年6月19日复查胸部CT示两肺遗留少许纤维条索及实变影,内可见支气管充气征（图3-4）,21日顺利康复出院。

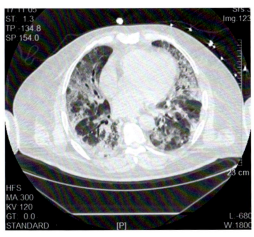 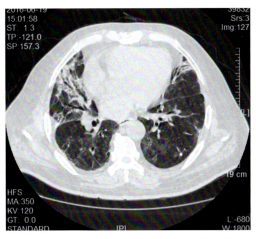

图 3-3　2016 年 5 月 30 日胸部 CT 检查结果　　图 3-4　2016 年 6 月 19 日胸部 CT 检查结果

3. 预后和随访

出院 2 个月肺部 CT 示炎性改变基本吸收，患者状况良好（图 3-5，图 3-6）。

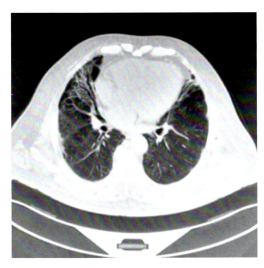 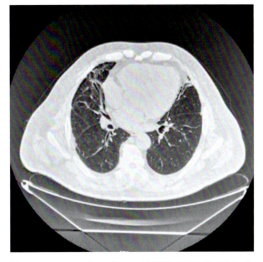

图 3-5　2016 年 7 月 5 日随访 CT 示两肺遗留　　图 3-6　2016 年 8 月 11 日随访 CT 示两肺仍有
　　　　少量条索影　　　　　　　　　　　　　　　　　　少量条索影

五、病例小结和知识拓展

禽流感病毒属正黏病毒科甲型流感病毒，H7N9 亚型禽流感病毒是一种新型重配病毒，主要经密切接触及呼吸道向人类传播。重症感染患者可因合并 ARDS、感染性休克、MODS 而死亡，病情进展迅速，病死率高。通过回顾我科收治的本例人感染 H7N9 禽流感重症患者的诊治经过，有以下几点诊治体会，供大家参考。

（1）人感染 H7N9 禽流感进展迅速

本例患者自发病至进展为重症仅 6 天，以发热、咽痛等流感样症状起病，早期表现无特异性，但病情进展迅速且凶险，短期即出现重度 ARDS、感染性休克、多脏器功能障碍综合征表现，故早发现、早诊断、早治疗是成功救治的首要条件。

（2）早期抗病毒治疗是成功救治的关键

根据《2014 年版人感染 H7N9 禽流感诊疗方案》，抗病毒药物应尽量在发病 48 小时内使用，对于临床认为需要使用抗病毒药物的病例，即使发病超过 48 小时也应使用。本例患者入院第一时间留取气道吸出物送病毒学检查，同时果断给予抗病毒治疗，奥司他韦剂量加倍，疗程延长一倍，确诊后又加用帕拉米韦，二者虽均是神经氨酸酶（NA）抑制剂，但奥司他韦先于帕拉米韦应用于抗流感病毒的治疗，其上市时间较早，目前已出现耐药性，且对于重症患者，由于胃肠道功能受抑制，口服给药效果差，而帕拉米韦是注射制剂，经静脉给药，吸收好，且药物半衰期长，起效迅速，作用时间长，耐受性好，给重症且不宜口服给药或对奥司他韦耐药的患者提供了新的治疗选择。本病例帕拉米韦与奥司他韦联合应用，疗程 5 天，H7N9 病毒核酸转阴停奥司他韦，效果明显。

（3）对于重度 ARDS 患者，肺保护性通气策略需牢记心中，动态评估患者肺可复张性，及时调节呼吸机参数

指南强烈推荐，对于成人 ARDS 患者机械通气时应采用肺保护性通气策略（限制 VT ≤ 7 ml/kg 及平台压低于 30 cmH_2O）。多项大规模多中心 RCT 均显示，与传统通气策略比较，肺保护性通气策略能明显降低患者 28 天病死率。而对于 PEEP 水平的设置，目前有学者建议可根据肺可复张性进行调节，因为不同 ARDS 患者肺可复张性相差较大，即使是同一患者，病情变化过程中肺可复张性也不相同。

本例患者采用间断 PEEP 递增法实行肺复张，肺复张后采用氧合法滴定、最佳 PEEP，防止复张肺泡萎陷，以 SpO_2 维持于 88%～92% 为氧合目标调节 PEEP 值，初始滴定的最佳 PEEP 值为 23 cmH_2O，患者指脉氧饱和度由 76% 左右迅速上升至 88%～90%。随着患者氧合逐渐改善，复查胸片肺部渗出性改变明显减少，逐渐下调呼吸机支持条件。之后采用相同方法评价患者肺可复张性，发现逐渐递增 PEEP 过程中，氧合并没有进一步改善，且患者气道平台压及峰压明显升高，考虑患者肺可复张性较前减低，予及时终止肺复张试验。

2016 年 5 月 19 日胸片显示患者肺部渗出性炎性改变明显好转，但不规则条形透亮影较前增多，考虑患者气压伤不除外，给予逐渐下调 PEEP 值，并降低潮气量，为保证氧合，予同时上调吸入氧浓度，监测患者氧合较平稳，且气道平台压及峰压明显下降，复查胸片显示不规则条形透亮影明显吸收减少。

通过本例重度 ARDS 患者呼吸机参数调节过程，我们的体会是，一定要个体化地评价者肺部可复张性，在此过程中严密监测气道峰压、平台压变化，动态监测患者影像学变化，避免盲目、过快、过大地调节 PEEP，严格实施肺保护性通气策略，必要时采用"肺保护性通气策略"，警惕呼吸机相关性肺损伤的出现。

（4）维持血流动力学稳定，保证组织灌注及器官功能支持非常重要

本例患者早期即出现休克、无尿、周身水肿，血生化示肝酶、心肌酶、血肌酐、胰酶明显升高等一系列血流动力学不稳定、脏器灌注不足的表现，给液体管理带来很大困难。根据 2012 年拯救脓毒症运动（SSC）指南，患者感染性休克诊断明确。

隆云等提出的循环保护性通气策略认为，ARDS 机械通气时的液体管理具有阶段性。在疾病早期血管通透性升高，血管内容量渗出到组织间隙，可导致容量不足。同时由于正压通气对回心血量的影响，在早期或炎症反应阶段需要充足的补液，以保证血管内容量及每搏输出量，然而过多的补液又会加重肺水肿。在全身炎症反应稳定或逐步控制后，组织间隙的水向血管内移动，此时需要积极主动地进行液体

负平衡，以促进肺部炎性渗出吸收，并改善静脉回流及内脏器官的灌注，维持中心静脉压（CVP）越低越好。严重脓毒症患者早期CRRT能有效清除炎性介质及代谢废物，有效纠正内环境紊乱，减轻肺水肿，维持血流动力学稳定。

在治疗方面，初始给予1500 ml林格液快速静滴，至此液体正平衡已达2500 ml，同时因周身水肿，遂静滴人血白蛋白20 g提高胶体渗透压，并静脉泵入去甲肾上腺素[0.4 μg/（kg·min）]升高血压。因为无尿，血肌酐进行性升高，达到急性肾损伤（AKI）3期，积极行持续血液净化治疗，并根据CVP调整液体平衡，使CVP维持于8～10 mmHg之间。休克治疗首个24小时液体正平衡1000 ml左右，血压逐渐平稳，尿量明显增多，后再给予限制性液体管理策略，每日液体负平衡约1500 ml，3天左右停止CRRT，7天停用血管活性药物，各脏器功能好转恢复。

（5）早期检测外周血T淋巴细胞情况可能有助于评价病情严重情况

众所周知，T淋巴细胞是人体主导免疫功能的主要细胞之一，其中$CD4^+$T淋巴细胞起免疫辅助作用，$CD8^+$T淋巴细胞主导免疫抑制，二者协同发挥作用，维持人体免疫平衡。本例患者病情重时T淋巴细胞总数明显减少，且$CD4^+/CD8^+$比值低于正常人，随着病情逐渐好转恢复，复查T淋巴细胞总数明显升高，且$CD4^+/CD8^+$比值逐渐接近正常，说明严重T淋巴细胞抑制及亚群失衡情况能够反映病情严重程度。此现象是否具有普遍性，还需大样本研究证实。

（6）肺部影像学变化情况

回顾本例患者病情进展加重过程中，两肺大片渗出及实变影，给予积极抗病毒治疗后，肺部渗出及实变明显吸收，逐渐出现磨玻璃样影。恢复期患者临床症状明显好转，但肺部影像学吸收较缓慢，表现为影像学改变明显滞后于临床表现，后期残留少许纤维条索、实变影，内可见支气管充气征，虽给予积极肺保护性通气策略，两肺上叶仍残留瘢痕型肺气肿表现，可能与ARDS不均质改变有关，后期我们会进一步随诊患者影像学变化。

本例患者的成功救治、抢救，多部门、多学科协同合作亦十分重要。

（河北医科大学附属衡水哈励逊国际和平医院　崔朝勃）

病例 3　肺炎克雷伯杆菌双侧肺炎

一、病例介绍

李某，男，24岁，主诉发热8天，伴胸痛半天。

- **现病史**：患者于8天前无明显诱因出现发热，未测体温，伴有鼻塞、流涕、全身不适、乏力等，自服"感冒胶囊"后症状有所减轻，发病第4日熬夜打麻将，次日再次发热明显，体温高达39.0℃，遂就诊于当地诊所，予以输液治疗，具体用药不详，共用药3天自觉乏力症状减轻，但仍间断发热。

  今晨7时许，患者突发胸痛，初位于胸前区并牵涉至前腹部，就诊于某县人民医院，当时行心脏彩超检查考虑"主动脉夹层"，随后转至我院。急诊行CT主动脉造影，不支持"主动脉夹层"，同时该检查提示"双肺下叶肺动脉分支充盈缺损、双肺下叶片状高密度影"，急诊以"肺血栓栓塞症"收入院。在某县人民医院就诊及转诊至我院途中，共应用吗啡静推3次，共约7 mg（第1次3 mg，第2次2 mg，第3次2 mg）。此次发病来无晕厥、黑蒙，无咳嗽、咳痰、咯血，无恶心、呕吐、呕血、黑便，无腰痛、血尿等。精神、睡眠、饮食等一般情况尚可，发病初期曾腹泻1日，随后自行缓解，近两日大小便正常，体重无明显变化。

- **既往史**：既往体健。
- **个人史**：农民，从事建材个体经营。居住情况较好，无疫区、疫情、疫水接触史，无化学物质、放射物质、有毒物质接触史，无冶游、吸毒史。吸烟史6年，每日4～5支，未戒烟，偶少量饮酒。发病前未接触发热患者史，无家禽接触史。
- **家族史**：父母健在，1个妹妹，体健，无家族遗传病史。

二、入院检查

1. 体格检查

体温38.5℃，脉搏110次/分，呼吸28次/分，血压152/103 mmHg。神志清，自主体位，急性病容、痛苦面容，口唇红、干燥、起皮；颈静脉无怒张；胸廓对称，有吸气屏息，语颤两侧对称，双下肺可触及胸膜摩擦感，无皮下捻发感，双侧第7～10肋间按压时胸痛明显；双侧第9、10后肋间叩诊呈浊音，有叩击痛，肺肝浊音界未叩；呼吸规整，双上肺呼吸音清，双下肺呼吸音减低，可闻及少量湿啰音，语音传导双下肺减弱，有胸膜摩擦音。心率110次/分、律齐，腹软、无压痛，双下肢无水肿，四肢末梢无发绀。

2. 实验室检查

（1）2016年9月22日：本院急诊查双下肢静脉彩超未见异常。

（2）血系列：RBC 5.18×10^{12}/L，HGB 164 g/L，WBC 16.68×10^9/L，中性粒细胞比率88.8%，PLT 250.0×10^9/L。

（3）肾功能：Urea 7.0 mmol/L，CREA 66 μmol/L，UA 500.2 μmol/L。

（4）电解质：K⁺ 3.10 mmol/L，Na⁺ 138 mmol/L，Cl⁻ 99 mmol/L，Ca²⁺ 2.51 mmol/L。

（5）心肌酶：CK 47 U/L，CK-MB 17 U/L，LDH 317.0 U/L，HBDH 117.0 U/L。

（6）肝功能：ALT 92.0 U/L，AST 31.0 U/L，TBIL 14.0 μmol/L，DBIL 4.0 μmol/L，IBIL 10.0 μmol/L，GGT 141.0 U/L。

（7）凝血系列：APTT 24.4 s，FIB 3.76 g/L，PT-S 11.2 s，PT% 102.60%，INR 0.99，TT 17.20 s，D-二聚体 225 ng/ml。

3. 辅助检查

（1）心电图：窦性心动过速，T波改变。

（2）主动脉造影：未见主动脉夹层征象，双肺下叶肺动脉分支可见充盈缺损，双肺下叶可见片状高密度影，双侧胸腔少量积液（图3-7）。

（3）心脏彩超：左室舒张功能减低。

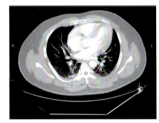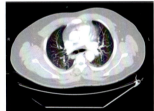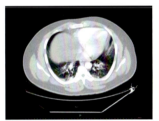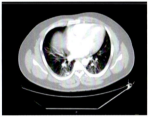

图3-7　主动脉造影检查结果

三、诊断

1. 初步诊断

（1）初步诊断：①双侧肺炎（类肺炎性胸腔积液）；②电解质紊乱（低钾血症）；③心律失常（窦性心动过速）。

（2）诊断依据：①青年男性，平素体健。急性起病，发热8天，伴胸痛半天入院。院外治疗效果不佳，于今晨突发胸痛，就诊于当地医院考虑"主动脉夹层"，遂转诊至我院。行CT主动脉造影检查不支持"主动脉夹层"，但同时发现"双肺下叶肺动脉分支充盈缺损，双肺下叶片状高密度影"，急诊以"肺血栓栓塞症"收入院。②症状：发热，鼻塞，流涕，全身不适，乏力，胸痛。体征及辅助检查见上文。

2. 鉴别诊断

（1）主动脉夹层：主动脉夹层为胸痛及猝死的常见病因之一，急性起病，呈撕裂样疼痛，程度较剧烈，部位位于胸骨后可向腹部及腹股沟区蔓延，同时可伴有血压升高。辅助检查心电图可有异常改变，但不典型，D-二聚体可有升高，CT主动脉造影或MRI检查可助明确诊断，部分病例经心脏彩超检查亦可有所发现。该患者疼痛与体位、呼吸运动关系密切，双侧下肺部压痛明显，其疼痛特点不支持该病，且经CT主动脉造影检查可除外该病。

（2）肺血栓栓塞症：患者多有骨折、创伤、手术、恶性肿瘤、口服避孕药、长时间静坐、下肢深静脉血栓形成等诱因，表现为突发的胸痛、咳嗽、咯血、呼吸困难、晕厥等。动脉血气分析常表现为低氧血症及低碳酸血症，肺泡-动脉血氧分压差增大。心电图可有典型的$S_I Q_{III} T_{III}$改变，或右束支传导阻滞、肺型P波、电轴右偏及顺钟向转位等。心脏彩超提示肺动脉高压、右心增大等，部分可见到肺动脉近端的血栓。血浆D-二聚体升高。CT肺动脉造影（CTPA）、磁共振显像、放射性肺通气/灌注扫描肺动脉造影等检查发现肺栓塞征象有助确诊。分析造影检查结果，经观察静脉图像发现双肺下叶肺动脉分支内有充盈缺损，但D-二聚体不高，后者为排除性指标，至少不支持急性肺血栓栓塞症，即此次胸痛应与肺血栓栓塞症无关。随后可择期行CTPA检查，有针对性地观察肺动脉情况。

（3）急性冠状动脉综合征：该患者突发胸痛，且疼痛为胸前区，需考虑该病。已行心电图、心肌酶谱、心脏彩超等检查，均不支持该病。

（4）自发性气胸：多发于瘦高体型的中青年，可有剧烈活动、屏气用力等诱因，该患者体型及发病特点、体征，以及胸部影像学检查均不支持该病。

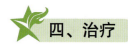

四、治疗

1. 诊疗计划

（1）一级护理，监测生命体征，吸氧。

（2）普通饮食，卧床休息。

（3）完善相关检查：红细胞沉降率、PCT、BNP、呼吸道九联检、痰培养+药敏、尿系列等。

（4）给予抗感染，化痰，清热解毒，镇痛等治疗。

（5）目前不支持肺栓塞、主动脉夹层，因CT造影检查提示有双肺下叶肺动脉分支有充盈缺损，仍需予以抗凝药物治疗，治疗后复查胸部CT，并可考虑行CTPA检查。

2. 诊疗过程

（1）一级护理，监测生命体征。健康教育，指导患者多饮水，进食易消化饮食，安抚患者及家属情绪，多次予以沟通病情（很重要，患者因胸痛剧烈而痛苦异常，大喊大叫，大汗淋漓，家属情绪激动）。

（2）抗感染治疗。因考虑细菌感染引起的肺炎，且院外未规范治疗，炎症累及右肺上叶、下叶及左肺下叶，病情较重，故予以广谱抗菌素哌拉西林他唑巴坦4.5 g（ivgtt q8h）联合左氧氟沙星0.4 g（ivgtt qd）抗感染，并覆盖支原体、衣原体等非典型病原体，指导患者正确留痰，行痰培养+药敏检查，根据疗效及药敏结果酌情调整抗菌素。

（3）静滴溴己新化痰，静滴喜炎平清热解毒、协同抗感染治疗。

（4）根据疼痛科会诊意见予以持续泵入地佐辛镇痛。因疼痛剧烈，单用阿片类药物难以缓解疼痛，而加大阿片类药物用量又容易引起呼吸抑制，故仍保留氯诺昔康协同镇痛。

（5）患者饮食量偏少，出汗多，可酌情补液、营养支持。

【确定诊断】①双侧肺炎（肺炎克雷伯杆菌）；②双侧胸膜炎；③电解质紊乱（低钾血症）；④心律失常（窦性心动过速）。

【进一步治疗】痰培养回报：肺炎克雷伯杆菌，对左氧氟沙星、亚胺培南、哌拉西林舒巴坦、环丙沙星、阿莫西林克拉维酸、头孢哌酮舒巴坦、丁胺卡那霉素、头孢曲松、头孢吡肟、头孢呋辛、米诺环素等药物敏感。

（1）患者用药3天（至9月25日），体温恢复正常，胸痛症状逐步减轻，间断有少量咳嗽、咳痰，痰为白黏痰，易咳出，随后胸痛症状缓解。

（2）9月29号复查CT：双肺下叶炎性改变，与原片对比后变化不大。左肺上叶及右肺小结节，建议随访。双侧少量胸腔积液。胆囊结石、脂肪肝。

（3）9月30日复查：①动脉血气分析（停吸氧1小时）：pH 7.39，$PaCO_2$ 36.0 mmHg，PaO_2 71.0 mmHg，BE −2.4 mmol/L，HCO_3^- 21.8 mmol/L，O_2sat 94.0%。②血系列：RBC 5.33×10^{12}/L，HGB 165 g/L，WBC 15.22×10^9/L，中性粒细胞比率85.2%，PLT 259.0×10^9/L，红细胞沉降率31 mm/h。③电解质：K^+ 4.43 mmol/L，Na^+ 140 mmol/L，Cl^- 104 mmol/L，Ca^{2+} 2.3 mmol/L；ALT 174.1 U/L，LDH 417.0 U/L，CRP 8.7 mg/L。④尿系列正常。

患者炎性指标仍较高，胸部CT提示双肺炎症吸收不明显，但临床症状较入院时明显改善，提示治疗有效，需继续巩固治疗。肺炎的影像学改变往往落后于临床症状的变化，故评价病情仍应以临床病情变化为主。患者双侧胸腔少量积液与临床诊断胸膜炎相符。肝功能轻度异常主要考虑与感染有关，另一方面考虑可能与脂肪肝有关，加用葡醛内酯片保肝治疗。胆囊结石目前无临床症状，暂不需处理。继续巩固治疗。

（4）10月7日再次复查：①动脉血气分析（未吸氧）：pH 7.41，$PaCO_2$ 37.6 mmHg，PaO_2 88.0 mmHg，BE−2.8 mmol/L，HCO_3^- 24.6 mmol/L，O_2 sat 97.0%。②血系列：RBC 5.14×10^{12}/L，HGB 159g/L，WBC 8.05×10^9/L，NE% 70.4%，PLT 224.0×10^9/L，红细胞沉降率22 mm/h；ALT 53.5 U/L，LDH 106.0 U/L。

3. 预后和随访

10月8日，患者无咳嗽、咳痰、发热、胸痛等症状，日常活动后无明显不适，遂办理出院。术后1周、1个月分别电话随访，无特殊不适，已恢复日常生活及工作。10月25日于当地复查胸部CT未见明显异常。

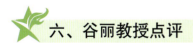

五、病例小结和知识拓展

肺炎可合并胸膜炎并引起胸痛，需仔细鉴别。胸痛患者需首先除外急性冠状动脉综合征、主动脉夹层动脉瘤、肺血栓栓塞症等危及生命的疾病。

肺炎的治疗以抗感染为核心，经验性抗感染治疗需首先分析病原菌可能，社区获得性肺炎常见的病原菌（体）有肺炎链球菌和支原体、衣原体等非典型病原体，以及金黄色葡萄球菌、流感嗜血杆菌、卡他莫拉菌等，治疗上需能覆盖上述病原菌（体）。

六、谷丽教授点评

得到药敏结果后，建议停用左氧氟沙星，敏感菌不主张给予联合治疗。

（临汾市中心医院　李爱军　靳建峰）

病例4　社区感染高毒力肺炎克雷伯菌

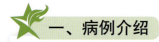

一、病例介绍

赵某，男，57岁，主诉发热6天，喘憋、胸闷1天。

- **现病史：** 患者10天前无明显诱因出现发热，体温最高38.8℃，伴有咳嗽、咳痰，为黄色浓痰，起初给予口服抗菌药物、祛痰药物治疗，效果不佳，仍反复发热。1天前出现明显畏寒、寒战，伴有精神状态下降，伴有纳差、乏力，尿量减少，伴有进食后恶心不适。
- **既往史：** 既往有2型糖尿病史，平素不规范治疗，血糖控制不佳。有长期吸烟史，经常饮酒。有乙肝病史。
- **家族史：** 家族中无遗传病史。

二、入院检查

1. 体格检查

体温40℃，脉搏138次/分，呼吸21次/分，血压135/72 mmHg。神志清，口唇无紫绀，双肺呼吸音粗，双肺可闻及散在湿啰音。心律齐，未闻及杂音，腹软，无压痛及反跳痛，肾区无叩痛，四肢及关节运动正常，双下肢无水肿。

2. 实验室检查

（1）血常规：WBC 9.1×10^9/L，NEU% 93%，ESR 120 mm/h，CRP 125，PCT 53 pg/ml。

（2）肝功能：ALT 32 U/L，AST 35 U/L，谷氨酰胺转肽酶 50 U/L，总胆红素 34.29 μmol/L；肌酐、尿素氮均在正常范围；血G、GM试验正常范围；风湿免疫组合均为阴性。

（3）痰培养：肺炎克雷伯杆菌。

（4）血培养：肺炎克雷伯杆菌。

3. 辅助检查

（1）胸部CT：双肺多发斑片状密度增高影，部分伴有小空洞形成。

（2）腹部CT：肝脏多发低密度影，考虑脓肿可能性大。

三、诊断

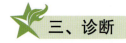

1. 初步诊断

（1）初步诊断：肺部感染、肺脓肿；肝脓肿；2型糖尿病；菌血症。

（2）诊断依据：患者感染症状重；血常规、CRP、PCT等感染指标明显升高；胸部CT及肝脏CT提示感染；血培养及痰培养均为肺炎克雷伯杆菌感染，且药敏谱相同，为同一种细菌感染。

2. 鉴别诊断

（1）肺癌并发肺内转移：肺癌并肺内转移也可出现双肺多发病灶，但胸部影像学较少出现空洞，且患者无明显高热、畏寒、寒战等感染症状，血常规及PCT多在正常范围。

（2）肉芽肿性疾病：如韦格纳肉芽肿，可累及多个器官，肺部及肾脏多受累及，胸部影像可表现为多个散在病灶，部分可见空洞样改变，但患者感染症状不重，感染指标一般正常，抗中性粒细胞胞浆抗体可有异常，肺活检可进一步确诊。

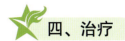

四、治疗

1. 诊疗计划

（1）强效抗感染治疗。

（2）营养支持治疗。

（3）提高免疫力治疗。

（4）胰岛素积极控制血糖水平。

（5）择期肝胆外科会诊，行肝脓肿引流术。

2. 治疗过程

由于患者临床症状重，多部位感染，因此在药敏结果未归情况下，经验性给予美罗培南1 g静滴q8h（治疗3天）。药敏结果回来后，根据药敏降阶梯为头孢哌酮舒巴坦2 g静滴q8h；同时给予胸腺法新1.6 mg IH qd提高免疫力；还原型谷胱甘肽2.4 mg静滴qd保肝；门冬胰岛素30注射液控制血糖水平。治疗3天后，体温逐渐降至正常范围。心率、血压逐渐正常，血糖水平接近正常范围。WBC、PCT等感染指标均有不同程度下降。

【确定诊断】肺炎克雷伯菌，肺脓肿，肝脓肿，2型糖尿病。

【进一步治疗】继续抗感染治疗2周；2周后肝胆外科处理肝脏脓肿，给予穿刺引流，复查胸部CT病灶明显缩小，患者出院。

3. 预后和随访

出院后病情稳定，体温正常，继续应用胰岛素控制血糖水平。

五、病例小结和知识拓展

该病例是典型的社区感染高毒力肺炎克雷伯菌病例，患者出现肺脓肿、肝脓肿等多发病灶，病情重。感染高毒力肺炎克雷伯杆菌的高危因素有糖尿病、全身多脏器受累，男性多见，脓肿表现多见、有气腔、病情进展快、病情重、对抗菌药物多敏感。推荐早期应用碳青霉烯类药物控制感染，尽可能覆盖病原体，之后根据药敏结果逐渐降级，同时注意外科引流的重要性。

（滨州市人民医院　欧阳修河　刘明涛）

病例 5　布氏杆菌病

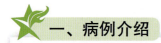

一、病例介绍

闫某，男，50 岁，主诉发热 1 个月余。

- **现病史**：患者 1 个月前无明显诱因出现发热，体温达 40℃，伴寒战，热型无规律，咳嗽，少量黑黄黏痰，病初曾有轻度胸闷，无胸痛、咯血，无恶心、呕吐，无腹痛、腹泻，无夜间盗汗，无肌肉酸痛，无皮疹，无尿频、尿急、尿痛。于当地医院住院抗感染治疗 20 余天（具体治疗不详），胸闷症状改善，仍高热。为治疗来我院。
- **既往史**：入院前 10 余天在北京做建筑工时摔伤致腰椎压缩性骨折，可下床活动。否认高血压、糖尿病、冠心病史，无手术史，无输血史，无药物过敏史。
- **个人史**：少量吸烟史多年。
- **家族史**：无特殊。

二、入院检查

1. 体格检查

入院体温 38.5℃，浅表淋巴结未触及肿大，全身皮肤黏膜无皮疹，双肺呼吸音粗，无干湿性啰音，心率 80 次/分，律齐，无杂音，腹无压痛，肝脾未触及，双肾区无叩击痛。双下肢无浮肿，病理征未引出。

2. 辅助检查

（1）血常规：WBC 4.77×10^9/L，NEU% 47.87%，红细胞沉降率 42 mm/h；艾滋病抗体（—）。

（2）生化：ALT 73 U/L，AST 35 U/L，白蛋白 32 g/L；抗"O"、类风湿因子正常；ANCA（—）；铁蛋白 860.6 ng/ml（正常 30～400 ng/ml）；结核抗体（—），肺炎支原体抗体（—）。

（3）血气分析：pH 7.53，PCO_2 32 mmHg，PO_2 64 mmHg。

3. 辅助检查

（1）腰椎磁共振：腰 1 压缩性骨折，椎体骨质疏松。

（2）脾 B 超：脾厚 4.2 cm。

（3）胸部 CT：右肺见多发小片状及条索状高密度影，边缘模糊。

（4）心电图：正常心电图。

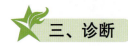

三、诊断

1. 入院诊断

发热原因待查：肺部感染，腰 1 压缩性骨折，椎体骨质疏松。

2.鉴别诊断

（1）细菌性肺炎：患者发热，肺部片状高密度影，首先考虑细菌性肺炎，但外院抗感染治疗效果不佳，目前普通细菌感染可能性不大。

（2）肺结核：需考虑，肺结核多有午后低热、夜间盗汗、乏力等症状，此患者以反复高热为主，发热无规律，热型不支持，且无结核中毒症状。肺结核病灶多好发于肺上叶尖后段或下叶背段，多有树芽征，此患者胸部CT病变不典型。

（3）非典型菌感染：不支持病毒性肺炎，真菌性肺炎待排。伤寒、疟疾等疾病在本地罕见。肺栓塞患者血气分析示低氧，有外伤史，肺栓塞需考虑，入院后行肺动脉造影。

（4）脓肿：其他部位脓肿目前未发现。

（5）结缔组织病：ANCA（－），血管炎不支持；铁蛋白升高，脾大，成人斯蒂尔（Still）病待排除。

四、治疗

因肺动脉CTA未见明显异常，痰培养见奇异变形杆菌，给予哌拉西林他唑巴坦联合左氧氟沙星治疗，无效。

【进一步检查】血培养：布氏杆菌。布什凝集试验（＋），试管凝集试验（1:200++）。

【最终诊断】布氏杆菌病，腰1压缩性骨折，椎体骨质疏松。

【患者结局】转菏泽市传染病医院治疗，给予四环素、利福平等药物治疗，患者发热症状好转，未追踪到影像学结果。

五、病例小结和知识拓展

患者发病前生活于北京和菏泽，虽不是布氏杆菌病高发地区，但也常有散发病例出现。此患者多次询问否认牛、羊接触史，且许多基层医院未开展布氏凝集试验等检查，是基层医生误诊此病的主要原因。此患者有高热表现，自觉症状相对较轻，有脾大等表现，无肝脏肿大、关节疼痛、多汗、睾丸炎等表现，结合布氏凝集试验、血培养等实验室检查，诊断并不困难。

因布氏杆菌病相对较少见，目前基层医生对此病仍容易忽视，认识不足，应加强宣传，加强基层医生对此病的认识，提高诊断水平。

（菏泽市立医院　刘训超）

病例 6　社区获得性肺炎

一、病例介绍

毕某，男，21 岁，主诉发热 6 天，喘憋、胸闷 1 天。

- **现病史**：患者 4 天前着凉后出现发热、咳嗽，偶有咳痰，伴畏寒、乏力、头痛、眼眶痛、咽痛、腹痛等症状，无咯血，无胸闷、胸痛，无气短、喘憋，无呼吸困难，无恶心、呕吐，无腹泻，无尿频、尿急、尿痛，患者自服头孢氨苄、抗病毒口服液、布洛芬颗粒等药物治疗后症状未见缓解。次日就诊当地社区诊所，静滴头孢唑林治疗 2 天后患者仍反复发热，体温最高可达 39.8℃，且咳嗽逐渐加重。今日自觉腰痛，患者为明确病因，就诊于我院门诊，行肺 CT 检查示右肺下叶炎性改变，为系统治疗收入院。病程中饮食正常，尿、便正常，体重无明显变化。
- **既往史**：既往体健，无高血压、冠心病、糖尿病、脑血管病等病史，否认肝炎、结核等传染病病史，否认药物过敏史。
- **家族史**：否认家族性遗传病及传染病病史。

二、入院检查

1. 体格检查
体温 38℃，咽部充血，双肺呼吸音粗，未闻及干湿性音，左肾区叩击痛阳性。

2. 实验室检查
（1）血常规：WBC 6.32×10^9/L，NEU% 64.2%，CRP 17.1 mg/L。
（2）尿常规：白细胞（＋－）。
（3）流行性出血热抗体阴性。
（4）痰培养：检出正常菌群。

3. 辅助检查
影像改变如图 3-8 所示。

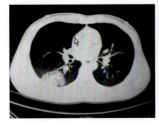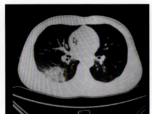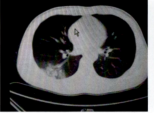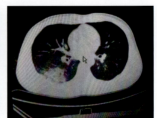

图 3-8　1 月 5 日肺部 CT 检查结果

三、诊断

1. 初步诊断

（1）初步诊断：社区获得性肺炎（CAP）

（2）诊断依据：①发热、咳嗽；② WBC 6.32×10⁹/L，NEU% 64.2%；③胸部CT见右肺下叶斑片状高密度影，边缘不清。

2. 鉴别诊断

（1）肺结核：起病缓慢，病程长，好发于年轻人或年老体弱者，可有长期咳嗽、咳痰，多呈干咳，合并有细菌感染时可呈脓性痰，可有咯血、午后低热、盗汗、食欲减退、体重减轻等，X线或CT见病变处好发于肺上叶尖后段和下叶背段，痰中检测到结核分枝杆菌或PCR查到结核杆菌可明确诊断。

（2）肺癌：刺激性咳嗽，多呈干咳，伴发感染时可有黏液浓痰，侵蚀血管可有咯血或痰中带血丝，可有气短发热，X线或CT表现肺部阴影，抗生素治疗效果差。

（3）上呼吸道感染：患者急性起病，多有咳嗽、咳痰、鼻塞、流涕、咽部不适等症状，重者可伴有发热，胸部CT未见异常。

四、治疗

1. 治疗计划

抗感染治疗。及时启动经验性抗感染治疗，抗生素应用前留取痰标本查找病原微生物，依据病原微生物检查结果进一步选择目标性治疗，72小时评估治疗效果，选择下一步治疗方案。

2. 治疗方案

乳糖酸阿奇霉素0.5g qd+乳酸左氧氟沙星氯化钠0.3 g bid。1月10日复查肺部CT，结果如图3-9所示。

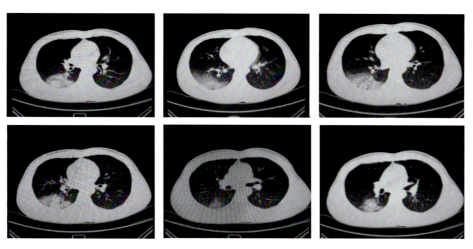

图3-9　1月10日肺部CT检查结果

【确定诊断】社区获得性肺炎（CAP）

【进一步治疗】更换治疗方案为盐酸莫西沙星氯化钠注射液0.4 g qd。1月19日复查肺部CT，结果如图3-10所示。

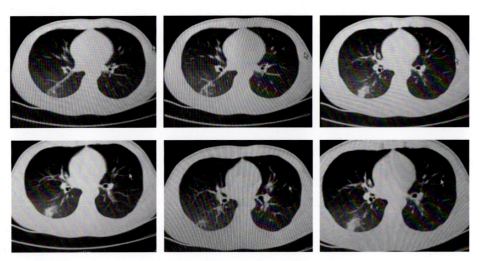

图 3-10　1月19日肺部CT检查结果

3. 预后和随访

该患者预后好，随访无任何不适，恢复正常工作。对该患者进行健康宣教：①嘱其戒烟酒、保证充足营养和睡眠，保持口腔卫生有助于预防肺炎的发生；②保持良好手卫生习惯；③接种肺炎疫苗及流感疫苗有助于减少罹患肺炎的风险。

五、病例小结和知识拓展

该患者为年轻男性，既往健康，起病发热、咳嗽、咳黄痰，出现发热、咳嗽、偶有咳痰，伴畏寒、乏力、头痛、眼眶痛、咽痛、腹痛等症状。胸部CT见右肺下叶斑片状高密度影，边缘不清。临床初步诊断为CAP。

2016版CAP指南的诊断依据如下：①新近出现的咳嗽、咳痰，或原有呼吸道疾病症状加重，并出现脓性痰，伴或不伴胸痛；②发热；③肺实变体征和（或）湿性啰音；④ $WBC > 10 \times 10^9/L$ 或 $< 4 \times 10^9/L$，伴或不伴核左移；⑤胸部X线检查示片状、斑片状浸润性阴影或间质性改变，伴或不伴胸腔积液。以上1~4项中任何一项加第5项，并除外肺结核、肺部肿瘤、非感染性肺间质性疾病、肺水肿、肺不张、肺栓塞、肺嗜酸性粒细胞浸润症、肺血管炎等，可建立临床诊断。该患者符合CAP诊断依据，并可除外其他疾病。

按照CAP诊断六步法，需要评估病情严重程度，选择治疗场所，推测可能的病原体及耐药风险，合理安排病原学检查，及时启动经验性抗感染治疗。患者右肺下叶斑片状高密度影，边缘不清，选择住院治疗。依据我国需住院治疗的、无基础疾病的、青壮年CAP患者人群的常见病原体肺炎链球菌、流感嗜血杆菌、金黄色葡萄球菌、卡他莫拉氏菌和肺炎支原体、肺炎衣原体等，我们选择呼吸喹诺酮类药物盐酸莫西沙星，同时在抗生素应用前留取痰标本进行病原学检查，但未找到明确病原体。

治疗72小时观察评估治疗效果：症状明显改善，体温正常。治疗1周复查影像明显吸收，表明经验性抗感染治疗有效。对于非典型病原体治疗反应较慢者，疗程可延长至10~14天，因而给患者继续治疗6天，症状完全缓解，复查CT实变影基本吸收。

六、谷丽教授点评

这一病例诊断没有问题，但患者治疗方案中阿奇霉素联合左氧氟沙星不是推荐方案，规范的方案应该是单药喹诺酮类药物，或阿奇霉素联合β内酰胺类药物。

（黑河市第一人民医院　王兰生）

病例 7　老年社区获得性肺炎

一、病例介绍

韩某，男，89 岁，主诉发热、咳嗽、咯痰 1 周。

- 现病史：患者 1 周前于感冒后出现咳嗽、咳痰，咳少量白痰，发热，体温最高 39.0℃。3 天前出现呼吸困难，可平卧。1 月 28 日，于老边区医院治疗，阿奇霉素 0.5 g qd 静滴 3 天。
- 既往史：既往体健。

二、入院检查

1. 体格检查

体温 37.1℃，脉搏 94 次 / 分，呼吸 20 次 / 分，血压 170/70 mmHg。呼吸略促，口唇无发绀，呼吸音粗糙，双肺散在少量干啰音及湿啰音。

2. 实验室检查

（1）血气分析：PO_2 41.2 mmHg，PCO_2 65.2 mmHg。

（2）血常规：WBC 7.13×10^9/L，NEU% 87.30%。

（3）肺炎支原体抗体：1∶40。

（4）CRP：43.72 mg/L（正常值：0～5.00 mg/L）。

3. 辅助检查

胸部正位片和 CT 结果如图 3-11、图 3-12 所示。

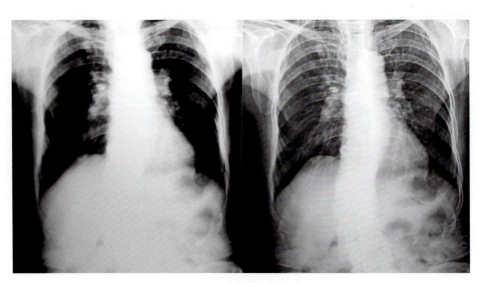

图 3-11　胸部正位片（2013 年 1 月 25 日老边区医院）

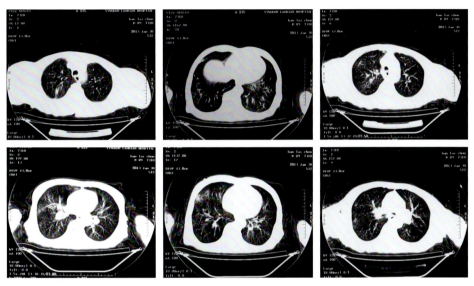

图 3-12 胸部 CT（2013 年 1 月 30 日老边区医院）

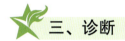

三、诊断

（1）初步诊断：老年性 CAP

（2）诊断依据：老年 CAP 定义为 > 65 岁人群发生的肺炎。临床表现不典型，有时仅表现为食欲减退、尿失禁、体力下降、精神状态异常等。发热、咳嗽、白细胞 / 中性粒细胞减少等典型肺炎表现不明显。呼吸急促是老年 CAP 的敏感指标。

老年 CAP 病原体为肺炎链球菌。对伴有基础疾病（充血性心力衰竭、心脑血管疾病、慢性呼吸系统疾病、肾功能衰竭、糖尿病等）的老年患者要考虑肠杆菌科细菌感染的可能。应评估产超广谱 β - 内酰胺酶（ESBL）相关危险因素：有产 ESBL 肠杆菌定植或感染史；前期曾使用三代头孢菌素；反复或者长期住院史；留置医疗器械及肾脏替代治疗。老年 CAP 患者常伴有吸入因素，较年轻患者更易患吸入性肺炎。吸入性肺炎是食物、口咽分泌物、胃内容物等吸入到喉部和下呼吸道所引起的肺部感染性病变，不包括吸入无菌胃液所致的肺化学性炎症。吸入性肺炎多由隐性误吸引起，约占老年 CAP 的 71%。肺炎链球菌是伴有吸入危险因素患者的主要致病菌。

2003—2005 年，两项全国多中心成人 CAP 调查结果显示，我国肺炎链球菌对大环内酯类药物的耐药率为 63.2% ~ 75.4%。近期我国两项城市三级医院多中心成人社区获得性呼吸道感染病原菌耐药性监测（CARTIPS）结果表明，肺炎链球菌对阿奇霉素的耐药率高达 88.1% ~ 91.3%。患者初始给予阿奇霉素治疗是不合适的，而且比较危险。

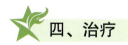

四、治疗

1. 治疗方案

入院初始治疗如表 3-2 所示。患者入院 3 天病情未好转，体温为 37.0 ~ 39.0 ℃；咳嗽，咳白痰，黏稠。呼吸困难加重，无法平卧。查体：双肺大量干鸣音，少量湿啰音。

表 3-2　入院初始治疗方案

时间	使用药物	每分钟滴数	用量	输注方式及次数
2018.1.30（16：28）	0.9% 氯化钠注射液	40 滴 / 分	100 ml	静脉输入（单头输液器）3 次 / 日
2018.1.30（16：28）	头孢哌酮钠他唑巴坦钠注射剂		2.25 g	
2018.1.30（16：28）	氨溴索葡萄糖注射液	30 滴 / 分	50 ml	续静滴，2 次 / 日
2018.1.30（16：28）	多索茶碱葡萄糖注射液	30 滴 / 分	100 ml	续静滴，1 次 / 日

【进一步检查】血气分析：PO_2 39.2 mmHg，PCO_2 75 mmHg；血常规：WBC 5.9×10^9/L，NEU% 74.4%；痰培养：正常菌群。

【思考】肺炎链球菌检出率为 10.3%。非典型病原体总检出率为 32.4%，其中肺炎支原体 20.7%，肺炎衣原体 6.6%，军团菌 5.1%。我国肺炎支原体对大环内酯类药物耐药超过 70%。成人支原体肺炎：年龄 < 60 岁，基础病少。持续咳嗽、无痰或痰涂片检查未发现细菌。肺部体征少，外周血白细胞 < 10×10^9/L，影像学可表现为上肺野、双肺病灶，小叶中心性结节、树芽征、磨玻璃影，以及支气管壁增厚，病情进展可呈实变。

【治疗策略】有效覆盖非典型病原体。乳糖酸阿奇霉素 0.5 g qd + 乳酸左氧氟沙星氯化钠 0.3 g bid。

【调整治疗方案及疗效观察】调整后治疗方案如表 3-3 所示。患者经过治疗，体温恢复正常，未再发热。喘促缓解，患者可以平卧，双肺听诊干鸣音逐渐消失。咳嗽、咳痰减轻，痰液减少，少量白色痰。2 月 7 日查血常规：WBC 5.4×10^9/L，NEU% 71.2%；血气分析：PO_2 81.5 mmHg，PCO_2 38.0 mmHg。CT 及体温变化如图 3-13、图 3-14 所示。

表 3-3　调整后治疗方案

时间	药物	每分钟滴数	用量	输注方式及次数
2018.1.30（16：28）	氨溴索葡萄糖注射液	30 滴 / 分	50 ml	静脉输入，2 次 / 日
2018.1.30（16：28）	多索茶碱葡萄糖注射液	30 滴 / 分	100 ml	续静滴，1 次 / 日
2018.2.2（08：54）	盐酸莫西沙星氯化钠注射液	40 滴 / 分	0.4 g	续静滴，1 次 / 日

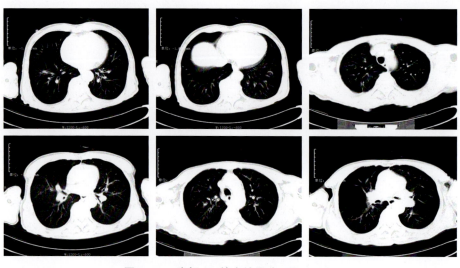

图 3-13　胸部 CT 检查结果（2 月 7 日）

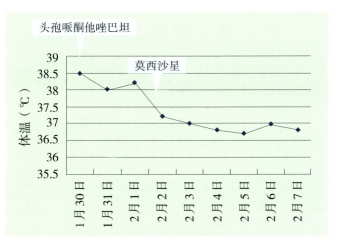

图 3-14　患者体温变化

2. 预后和随访

患者于 2 月 8 日病情好转，无发热及呼吸困难，出院。给以莫西沙星 0.4 g 1 次 / 日 口服。

五、病例小结和知识拓展

治疗面临的问题和误区：

（1）基层医院的实验室相对比较落后，而且肺部感染很难拿到确切的病原学。对于感染，多数以采取经验性治疗为主。所以我们很难拿出确切的证据来说明，此类的感染究竟是细菌还是肺炎支原体。

（2）对于社区获得性肺炎的经验性治疗，指南推荐要覆盖非典型病原体：呼吸喹诺酮或 β 内酰胺 + 大环内酯。

（3）肺炎支原体耐药。大环内酯类药物耐药逐年增加。肺炎支原体肺炎诊治专家共识建议，在临床工作中，对于大环内酯类抗生素治疗 72 小时仍无明显改善的成人肺炎支原体肺炎患者，应考虑大环内酯类抗生素耐药菌株感染的可能，若无明确禁忌证，可换呼吸喹诺酮类或四环素类抗生素。

（营口市中心医院　张家军　于　超）

病例8　老年肺炎合并基础疾病

一、病例介绍

庞某，男，60岁，主诉咳嗽、咳痰、后背部胀痛6天，加重1天。

- **现病史**：患者6天前受凉后出现咳嗽，有少许黄色黏痰，无明显发热，无咽痛、头痛、头晕及鼻塞流涕等，患者时有后背部胀痛及左肩部疼痛，咳嗽时加重，有胸闷、憋气及上腹部胀满不适感，无明显胸痛，无腹痛、腹泻、恶心、呕吐等不适，1天前感后背部胀痛、胸闷、心悸症状较前加重，略感憋气，来院就诊。查心电图示快速型房颤，双肺CT示双肺多发高密度影，左侧胸腔积液，有肝囊肿表现及胆囊结石。患者为求进一步系统治疗入住病房，患者自发病来饮食睡眠尚可，无二便异常。

- **既往史**：10年前曾因"急性心肌梗死"行冠脉支架置入术，术后长期口服螺内酯、阿司匹林、阿托伐他汀钙、美托洛尔、贝那普利，有房颤病史6年余，否认有高血压、脑梗死病史，血糖平时6～7 mmol/L，偶尔口服二甲双胍，无病毒性肝炎、结核病史，无输血史。

二、入院检查

1. 体格检查

患者神志清，精神可，咽无充血，颈静脉无怒张，颈软，气管居中，甲状腺无肿大。双肺呼吸运动及呼吸动度相等，双侧触觉语颤相等，双肺叩诊清音，左下肺呼吸音低，可闻及少许湿啰音，未闻及明显哮鸣音。心率160次/分，律不齐，第一、二心音强弱不等，无胸膜摩擦音。腹部平坦，无压痛及反跳痛，肝脾肋下未及，肝肾区无叩击痛。双下肢无浮肿，生理反射存在，病理反射未引出。

2. 实验室检查

（1）血常规：WBC 10.3×10^9/L ↑，NEU 8.1×10^9/L ↑，NEU% 78.8% ↑，红细胞沉降率84 mm/h ↑。

（2）尿常规：葡萄糖（2+）↑，C-反应蛋白24.5 mg/L ↑，降钙素原在正常值范围内；肝功能：ALT 129 U/L ↑，AST 52 U/L ↑，谷氨酰氨转肽酶103 U/L ↑，葡萄糖6.3 mmol/L ↑。

（3）凝血四项：凝血酶原时间14.9 s ↑，凝血酶时间20 s ↑，纤维蛋白原4.7 g/L ↑。

（4）痰培养+药敏结果：痰培养培示肺炎链球菌。药敏结果对莫西沙星、左氧氟沙星、阿米卡星、氯霉素、亚胺培南、美罗培南、奥硝唑、哌拉西林舒巴坦、头孢哌酮舒巴坦钠、头孢曲松、头孢呋辛、头孢噻肟、头孢他啶敏感；对氨苄西林、头孢西丁、头孢唑林等耐药。

3. 辅助检查

（1）胸部X光片和双肺CT：双肺多发高密度影，左侧胸腔积液，肝囊肿表现，胆囊结石。

（2）心脏彩超：左心内径增大、室间隔变薄、升主动脉增宽、阶段性室壁运动异常，二尖瓣、三尖瓣少量返流，主动脉瓣及肺动脉瓣少量返流。

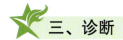
三、诊断

1. 初步诊断

（1）初步诊断：肺炎，胸腔积液；房颤，冠状动脉粥样硬化性心脏病，陈旧性心肌梗死；肝囊肿；胆囊结石。

（2）诊断依据：①咳嗽、咳痰、后背部胀痛6天，加重1天。②患者6天前受凉后出现咳嗽，有少许黄色黏痰，无明显发热，无咽痛、头痛、头晕及鼻塞流涕等，患者时有后背部胀痛及左肩部疼痛，咳嗽时加重，有胸闷、憋气及上腹部胀满不适感，无明显胸痛，无腹痛、腹泻、恶心、呕吐等不适，1天前感后背部胀痛、胸闷、心悸症状较前加重，略感憋气，查心电图示快速型房颤，双肺CT示双肺多发高密度影，左侧胸腔积液，有肝囊肿表现及胆囊结石。③血常规：WBC 10.3×10^9/L↑，NEU 8.1×10^9/L↑，NEU% 78.8%↑，红细胞沉降率84 mm/h↑；尿常规：葡萄糖（2+）↑，C-反应蛋白24.5 mg/L↑。

2. 鉴别诊断

（1）急性肺脓肿：随病情进展，咳出大量脓臭痰为肺脓肿的特征。

（2）肺癌：通常无显著急性感染中毒症状，可伴发阻塞性肺炎，经抗生素治疗后炎症消退，肿瘤阴影渐趋明显，肺CT、纤维支气管镜等可鉴别。

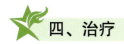
四、治疗

1. 治疗计划

给予抗感染，止咳化痰及扩冠状动脉改善心肌供血，营养心肌，保肝等治疗。

2. 治疗过程

给予莫西沙星0.4 g qd及头孢哌酮舒巴坦钠2 g bid联合抗感染。患者痰培养及药敏结果，对莫西沙星及头孢哌酮舒巴坦钠均敏感，因此抗生素继续应用。及时启动经验抗感染治疗，抗生素应用前留取痰标本查找病原微生物，依据病原微生物检查结果进一步选择目标性治疗，72小时评估治疗效果，选择下一步治疗方案。

【确定诊断】根据患者症状及查血常规、肺CT结果及痰培养结果，可确诊为肺炎。

【进一步治疗】1周后根据药敏结果改用盐酸左氧氟沙星0.4 g qd及头孢曲松2 g bid。并继续给予改善心肌供血、营养心肌等治疗基础疾病及保肝治疗。

3. 预后和随访

患者经治疗2周后症状好转出院。出院前复查血常规、C-反应蛋白恢复正常；肝功能：ALT 45 U/L↑，AST 47 U/L↑，谷氨酰氨转肽酶88 U/L↑；复查肺CT：双肺病变治疗后明显好转。出院后2周后复查血常规及C-反应蛋白无明显异常，复查肺CT炎症基本吸收。

五、病例小结和知识拓展

本例患者因咳嗽、咳痰6天入院，且入院前有外感史，在查痰培养+药敏的基础上，根据经验用药，选用奥硝唑、莫西沙星及头孢哌酮舒巴坦联合抗感染。考虑患者年老且基础疾病较多，首选抗菌谱覆盖较广的抗生素，且患者肺CT示多发高密度影，因此，首先重拳出击，且所选用抗生素亦与药敏结果相同。

治疗一周后患者咳嗽、咳痰症状明显好转，说明抗感染有效。

莫西沙星是新一代喹诺酮类抗生素，为了使患者保持对莫西沙星的敏感性，减少耐药可能，保证今后有药可用。因此，5天后更换为左氧氟沙星。继续1周治疗后，患者无明显咳嗽、咳痰，肺CT较入院明显好转，胸腔积液消失。

六、谷丽教授点评

肺炎链球菌在重症肺炎、青年人肺炎、老年人肺炎中是最主要的病原菌。肺炎链球菌和流感嗜血杆菌是苛氧菌，非常难以培养，因为其离开人体很容易死亡，这例患者能够培养出肺炎链球菌是很不错的。痰培养出的病原菌是绝对有意义的，鼻咽拭子的培养没有意义，下呼吸道标本有意义。

另外，肺炎链球菌感染一定是大叶性肺炎吗？大叶性肺炎的影像学一定很典型吗？都不一定。用影像学来确定病原学是不准确的。大叶性肺炎不一定就是细菌性肺炎，而肺炎链球菌感染的影像学表现也不一定都很典型，本例患者的影像学就不典型。对于老年肺炎患者，症状有时不典型，但痰培养可信。

目前，抗生素往往用得太过，对于肺炎链球菌，莫西沙星单用疗效就很好，一般并不推荐联合治疗。如果患者有铜绿假单胞菌感染的危险因素，如COPD、支气管扩张、反复住院等，可联合治疗。本例患者联合的是头孢哌酮舒巴坦，因其有基础疾病、年龄大，可以这样使用。当然，一旦培养出肺炎链球菌可以进行降阶梯治疗，降阶梯治疗理念是由广谱抗生素改为窄谱抗生素，一定要确保培养出敏感菌或怀疑敏感菌，也可以进行目标治疗。

（德州市中医院　肖　辉）

病例 9 老年反复咳嗽、咳痰、气短

一、病例介绍

王某，男，73 岁，主诉反复咳嗽、咳痰、气短 10 年，发热 1 天，咳血痰 5 小时。

- **现病史：** 20 岁时曾患颈部淋巴结核并行抗结核治疗，具体不详；1990 年 10 月因胃癌行胃大部切除手术，术中曾输血；2014 年因胆囊结石在我院行胆囊切除手术，住院期间发现慢性丙型病毒性肝炎。
- **既往史：** 否认高血压、糖尿病、冠心病史，否认外伤史，自诉对青霉素、左氧氟沙星过敏，曾多次输注头孢哌酮舒巴坦，无不良反应。预防接种史不详。
- **个人史：** 生于原籍，久居本地，未到过疫区，否认放射物质接触史。吸烟 30 年，20 支 / 日，戒烟 10 余年，否认酗酒史。
- **婚育史：** 适龄结婚，育有 3 女，女儿及配偶均体健。
- **家族史：** 父母已故，否认家族性遗传病史。

二、入院检查

1. 体格检查

体温 37.3℃，脉搏 118 次 / 分，呼吸 22 次 / 分，血压 95/64 mmHg。神志清楚，喘息貌，口唇发绀，三凹征，颈静脉无怒张，桶状胸，双肺叩诊呈过清音。右肺呼吸音减低，双肺闻及湿性啰音，右侧明显。心率 118 次 / 分，律齐，腹部、四肢、神经系统检查未见异常。

2. 实验室检查

动脉血气（吸氧 2 L/min）：pH 7.47，PCO_2 20 mmHg，PO_2 63 mmHg；血常规：WBC 17.96×10^9/L，NEU 16.84×10^9/L，NEU% 93.71%；CRP 48.96 mg/L，降钙素原正常，红细胞沉降率正常；感染：乙肝表面抗体阳性，丙肝抗体阳性；结核 T 细胞检测：痰查结核菌阴性。

3. 辅助检查

胸部 CT 示右肺上叶前段、后段蜂窝样高密度影及小片状稍高密度影；双肺肺气肿，双肺下叶局限性细条索样纤维化；冠状动脉及主动脉钙化；纵隔内多个钙化淋巴结；扫描野内肝顶部小钙化灶。

三、诊断

（1）临床诊断：慢性阻塞性肺疾病，社区获得性肺炎。

（2）诊断依据：①患者为老年男性，既往有慢性阻塞性肺疾病，本次发病主要为发热、咳嗽、咳痰伴咯血。查体肺部闻及湿性啰音，临床诊断首先考虑慢性阻塞性肺疾病合并肺部感染。患者出现咯血，诊断方面要除外肺结核、肺梗死、肺癌等。②检查结果提示血常规、C- 反应蛋白异常，红细胞沉降率正常，

影像学提示右肺上叶前段、后段蜂窝样高密度影及小片状稍高密度影，双肺肺气肿。肺梗死、肺癌不考虑，结核T细胞检测、痰查结核菌阴性，不能完全除外肺结核。继续查痰结核菌，病情允许行支气管镜检查。

四、治疗

本例患者治疗方案如下：

（1）头孢哌酮舒巴坦 3.0 g q8h，静脉点滴。理由：患者有慢性阻塞性肺疾病病史，肺部感染致病菌多为革兰氏阴性杆菌，白细胞明显增高，暂不考虑病毒和支原体感染，头孢哌酮舒巴坦可覆盖多数革兰氏阴性杆菌。

（2）多索茶碱舒张气道，氨溴索化痰、垂体后叶素止血治疗。

（3）无咯血后，特布他林、异丙托溴铵雾化治疗。肺结核疑诊，暂不给予布地奈德雾化。

【治疗效果及临床分析】经头孢哌酮舒巴坦治疗3天，体温正常，咳嗽、咳痰症状减轻，无咯血。复查血常规基本正常，多次痰查结核杆菌均阴性，肺结核不考虑。

五、病例小结和知识拓展

患者为老年男性，既往有慢性阻塞性肺疾病，本次发病主要为发热、咳嗽、咳痰，喘息伴咯血，化验血常规、CRP炎性指标增高，胸部CT提示右肺多发蜂窝状、斑片状高密度影，临床考虑感染性疾病，且多为细菌感染，但患者咯血症状明显，结合影像学结果，肺结核（干酪性肺炎）不能除外，临床上在给予积极抗感染基础上，需除外肺结核。

患者经过抗感染治疗，咳嗽、咳痰症状缓解，无发热、咯血，复查炎性指标也明显降低，进一步证实了普通感染性疾病，排除了肺结核。临床上需注意，肺结构正常和肺结构异常（如肺气肿、肺大泡、肺间质纤维化）患者，普通细菌感染影像学表现的差异性。

（运城市急救中心　薛艳霞）

病例 10　重症肺炎

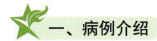

一、病例介绍

闫某，男，66岁，主诉发热，咳嗽、咳痰5天。

- **现病史：** 患者于5天前无明显诱因出现发热，体温最高达39.5℃，咳嗽、咳痰，痰为少量白痰，伴畏寒、寒战，无胸痛、咯血，无恶心、呕吐，无呼吸困难，就诊于当地医院，行胸部正位片提示肺炎，给予头孢类抗生素静脉点滴及退热药物治疗3天后症状无好转并出现进行性加重。为进一步诊治就诊于我院门诊，行胸部CT示双肺炎症，门诊以"肺炎"收入院。患者发病以来，精神、睡眠、食欲差，大小便正常，体重无明显变化。
- **既往史：** 既往高血压病史10余年，血压最高达160/100 mmHg，规律服用氨氯地平5 mg（1次/日）降压治疗，血压控制在150/80 mmHg左右。前列腺增生病史6年。
- **个人史：** 生于原籍，久居当地。否认疫水接触史，未到过疫区及地方病流行区。生活较规律，居住条件较好，无吸烟史，偶饮酒。否认药物依赖、麻醉等不良嗜好。否认工业毒物、粉尘、放射性物质接触史。否认性病及冶游史。
- **家族史：** 老伴同一时间咳嗽、发热经治疗好转，否认肝炎等传染性疾病史，否认家族性、遗传性疾病史。

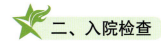

二、入院检查

1. 体格检查

体温38.0℃，脉搏90次/分，呼吸20次/分，血压153/80 mmHg。神清语利，口唇轻度发绀，咽部无充血，双侧扁桃体未见肿大。胸式呼吸，双侧呼吸运动正常，肋间隙无增宽或变窄。双侧触觉语颤正常，无胸膜摩擦感。双肺叩诊清音，双肺可闻及湿啰音，未闻及干啰音。心率90次/分，律齐，心音正常，A2＞P2，未闻及额外心音，各瓣膜听诊区未闻及病理性杂音。双下肢无水肿。

2. 实验室检查

（1）血常规及血气分析结果如表3-4、表3-5所示。

（2）疑难血涂片：杆状核细胞2/30，分叶核细胞22/30，淋巴细胞4/30，单核细胞2/30。

（3）D-二聚体：0.55 mg/L（正常值：3～15 mg/L）、1.88 mg/L（正常值：3～17 mg/L）。

（4）胸部CT结果如图3-15至图3-17所示。

表3-4　血常规检查结果

时间	白细胞计数（10^9/L）	中性粒比率（%）	淋巴细胞绝对值（10^9/L）	淋巴细胞百分比（%）	PCT（ng/ml）	D-二聚体（μg/ml）
3月15日	2	75.8	0.47	23.7	0.08	
3月17日	1.89	54	0.49	25.9	0.1	1.88

续表

时间	白细胞计数 （10⁹/L）	中性粒比率 （%）	淋巴细胞绝对值 （10⁹/L）	淋巴细胞百分比 （%）	PCT （ng/ml）	D-二聚体 （μg/ml）
3月17日	2.64	54.7	0.26	9.9	/	
3月18日	3.55	78	0.35	9.7	/	
3月19日	6.98	87.1	0.68	9.9	/	1.09
3月31日	9.4	85.7	0.58	6.2	/	

表 3-5　血气分析结果

时间	吸氧浓度（%）	pH	PaO₂（mmHg）	PaCO₂（mmHg）
3月15日	35	7.4	69	31
3月17日	41（高流量吸氧）	7.45	54	24
3月17日	41（高流量吸氧）	7.44	94	30
3月17日	49（高流量吸氧）	7.39	88	30

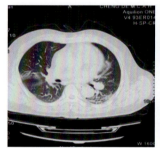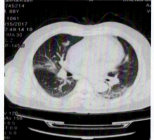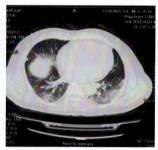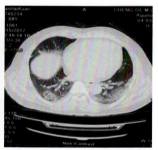

图 3-15　2017 年 3 月 15 日肺部 CT 检查结果

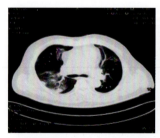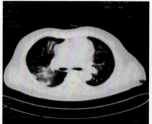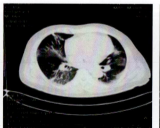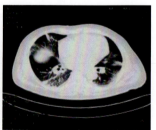

图 3-16　2017 年 3 月 17 日肺部 CT 检查结果

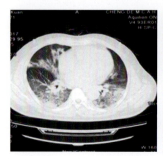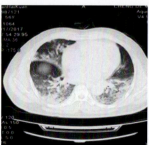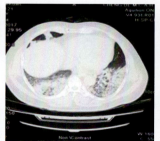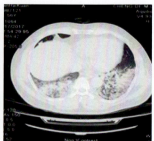

图 3-17　2017 年 3 月 19 日肺部 CT 检查结果

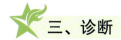

三、诊断

1. 初步诊断

（1）社区获得性肺炎：依据患者院外感染，急性起病，病史5天，表现为发热，咳嗽、咳痰，肺部影像学提示肺内炎症，可诊断。

（2）高血压病2级，中危组：依据患者老年男性，血压最高达160/100 mmHg，结合既往病史可诊断。

（3）前列腺增生：依据既往病史可诊断。

2. 鉴别诊断

（1）细菌性肺炎：患者急性起病，发热，周身酸痛，双肺布满湿啰音，辅助检查白细胞及中性粒细胞百分比降低，肺部阴影进展迅速，需要与其他肺炎进行鉴别，如肺炎链球菌、支原体、军团菌及金黄色葡萄球菌等肺炎鉴别。

（2）肺结核：患者为急性起病，无午后低热、盗汗、乏力、纳差、失眠、心悸等结核全身中毒症状，胸部CT未见典型结核病灶表现，不支持该病。

（3）急性肺脓肿：无咳大量浓臭痰症状，胸部CT未见带有气液平面的空洞性病变，可除外该病。

（4）急性支气管炎：患者急性起病，表现为咳嗽、咳痰、发热，但胸部CT可见肺内炎症改变，除外该病。

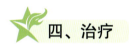

四、治疗

1. 诊疗计划

（1）给予内科一级护理，低盐饮食。

（2）给予盐酸莫西沙星400 mg 1次/日 静脉输入抗感染，奥司他韦75 mg 2次/日 口服抗病毒治疗，溴己新4 mg 2次/日 静脉输入祛痰治疗，氨氯地平5 mg 1次/日 口服降压治疗。

（3）给予查血、尿、便常规，心电图了解一般情况，查痰培养、痰涂片、呼吸道病原体以明确致病菌，查降钙素原以了解细菌感染情况，查血气分析了解是否存在呼吸衰竭及酸碱失衡，查凝血七项了解凝血功能，查肾、输尿管、膀胱、前列腺彩超了解泌尿系情况。

2. 治疗过程

入院后查血气分析提示 pH 7.45，$PaCO_2$ 24 mmHg，PaO_2 54 mmHg，FiO_2 41%，修正诊断为重症肺炎，Ⅰ型呼吸衰竭。空腹血糖大于 7 mmol/L，随机血糖大于 11 mmol/L，诊断为 2 型糖尿病。白蛋白 27.2 g/L，诊断低蛋白血症。先后给予美罗培南、替考拉宁、头孢哌酮舒巴坦钠抗感染治疗。给予高流量吸氧，给予人丙种球蛋白增加免疫力，奥司他韦胶囊加倍抗病毒，给予甲泼尼龙琥珀酸钠抗炎，防止过度免疫，给予低分子肝素 4100 U 抗血栓及 DIC 早期治疗，给予平喘、抗感染、降压、降糖等对症治疗。

【**确定诊断**】①重症肺炎，Ⅰ型呼吸衰竭；②高血压病2级，中危；③前列腺增生；④低蛋白血症；⑤2型糖尿病。

3. 预后和随访

患者病情好转，肺部病变明显吸收，积极治疗有效，2017年3月31日出院。

五、病例小结和知识拓展

患者诊断明确，从发病前家中有发热患者，并密切接触，患者表现为急性起病，病情发展迅速，血常规提示白细胞计数明显下降，中性粒细胞比例降低，肺部影像学表现为双肺片状高密度影且进展迅速，在入院后第二天呼吸困难明显加重，不能平卧，与入院当天肺CT对比阴影明显迅速进展，为大面积实变；血气分析为Ⅰ型呼吸衰竭，氧合指数为132。血中D-二聚体明显升高1.88μg/ml，降钙素原在正常范围，白细胞降低。考虑为病毒性肺炎（重症），立即给予治疗：

（1）抗病毒药物磷酸奥司他韦剂量加倍，由75 mg 2次/日改为150 mg 2次/日口服给药。

（2）为增加机体免疫力给予人丙种球蛋白15 g 1次/日静脉输入。

（3）为减少病毒性肺炎造成的全身炎症反应及过度免疫，给予甲泼尼龙琥珀酸钠80 mg 1次/日静脉输入。

（4）由于D-二聚体明显升高，在体内有微血栓形成及纤溶亢进，应用4100 IU低分子肝素皮下注射，进行抗微血栓及早期DIC治疗。

（5）由于病毒感染往往随后继发细菌感染或病毒感染，应用抗球菌和抗杆菌联合用药。

在上述处理同时，应用高流量吸氧，血氧（指氧饱和度）维持在88%～90%，患者体温、呼吸困难明显改善。在密切观察下，患者病情逐渐好转，经上述治疗处理后，体温恢复，于次日进行肺部CT及每日血气分析、血常规、C-反应蛋白检查，病情逐渐好转，成功避免气管插管、上呼吸机治疗。

为什么没有及早应用有创呼吸机治疗？首先，一旦上呼吸机就面临呼吸机相关肺炎的出现，特别是目前医院内广泛的鲍曼不动杆菌感染，是大多数病毒性肺炎后继发细菌感染患者的重要死亡原因之一。其次，患者的病情在应用高流量吸氧及综合处理后，血气分析及指氧饱和度提示患者血氧没有明显下降，其他指标没有进一步的恶化。最后，从经济角度评价来说，不上有创呼吸机治疗也是性价比最高的治疗方法，这在医院前期和后期治疗的大量患者中已经得到证实，并且胸部CT等辅助检查也证明是十分有效的，胸部影像的3次变化足以证明（2017年3月15日、17日、19日）。最终患者痊愈出院。

六、谷丽教授点评

该患者基础疾病为高血压，临床诊断为典型CAP，根据患者资料，氧合指数为131.7，ARDS中度，在当地医院应用头孢类抗生素无效的基础上改为美罗培南和替考拉宁联合治疗，尽管符合重拳出击，但应慎重。

（承德医学院附属医院　张　庆）